重庆市计划生育公共服务指导系列丛书

孕前优生
YUNQIAN YOUSHENG XIANGMU
项目管理研究与实践
GUANLI YANJIU YU SHIJIAN

何杨 杨柳 刘俊 著

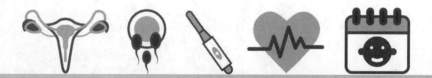

重庆大学出版社

内容提要

本书围绕孕前优生健康检查项目,以 PDCA 循环管理理论、结构—过程—结果三维质量评价模式为理论框架,开展临床技术、检验技术和数据信息三方面质量管理的研究。既从科学研究的角度对孕前优生健康检查项目的质量管理开展应用研究,又从立足实践的角度探索其应用和推广价值。本书兼顾了项目质量改进的持续性和管理实施的可操作性,在一定程度上填补了孕前优生项目管理应用研究的空白,为项目管理实践提供了积累和工具。全书具体内容涉及项目技术规范、项目工作制度、项目质量控制、项目数据管理、项目数据研究、项目质量研究以及项目人群研究七个方面。

本书为从事孕前保健工作的医务人员和管理人员提供工作参考,也适合于开展孕前保健相关研究、生育健康人群研究、项目质量管理研究的人士阅读。

图书在版编目(CIP)数据

孕前优生项目管理研究与实践/何杨,杨柳,刘俊
著.--重庆:重庆大学出版社,2017.9
ISBN 978-7-5689-0450-6

Ⅰ.①孕… Ⅱ.①何…②杨…③刘… Ⅲ.①优生优
育 Ⅳ.①R169.1

中国版本图书馆 CIP 数据核字(2017)第 043852 号

孕前优生项目管理研究与实践

何 杨 杨 柳 刘 俊 著
责任编辑:袁文华 版式设计:袁文华
责任校对:贾 梅 责任印制:张 策

*

重庆大学出版社出版发行
出版人:易树平
社址:重庆市沙坪坝区大学城西路 21 号
邮编:401331
电话:(023)88617190 88617185(中小学)
传真:(023)88617186 88617166
网址:http://www.cqup.com.cn
邮箱:fxk@cqup.com.cn(营销中心)
全国新华书店经销
重庆市正前方彩色印刷有限公司印刷

*

开本:720mm×960mm 1/16 印张:15.25 字数:274 千
2017 年 9 月第 1 版 2017 年 9 月第 1 次印刷
印数:1—3 600
ISBN 978-7-5689-0450-6 定价:36.00 元

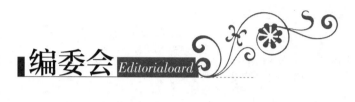

编委会 *Editorialoard*

前 言 *Preface*

我国出生缺陷发生形势严峻、数量庞大，出生人口素质令人担忧。孕前优生健康检查是预防出生缺陷的关键环节之一，是出生缺陷一级预防的重要手段。孕前优生健康检查可以从源头上提高出生人口素质，为经济社会的协调、可持续发展创造良好的人口环境。

国家免费孕前优生健康检查项目是经国务院批准，由国家卫生计生委、财政部联合组织实施的重大民生项目。项目从 2010 年在重庆的 5 个区县试点，2012 年覆盖了全市所有区县的农业、非农业户口的城乡居民以及流动人口。近年来，免费孕前优生健康检查项目更是纳入了重庆市"民生实事"项目。项目实施 8 年来，得到了各级党政领导的高度评价，深受广大人民群众的欢迎，为减少出生缺陷的发生和降低不良妊娠结局的发生风险、提高出生人口素质发挥了重要作用。

免费孕前优生健康检查项目作为生命早期的一项健康促进项目，为计划怀孕夫妇提供优生健康教育、体格检查、临床实验室检查、风险评估、咨询指导、跟踪随访等孕前优生健康检查服务。其中，医学检查内容 14 项，包括实验室检查 9 项；病毒筛查 4 项，影像学检查 1 项。通过一系列的孕前服务，使计划怀孕夫妇及时了解孕前检查的重要性，普及了优生科学知识，帮助建立科学健康的生活方式，指导夫妇选择适宜的妊娠时机，做到有计划地妊娠，规避出生缺陷的危险因素，降低出生缺陷发生的风险。

项目质量是孕前优生健康检查项目的生命。孕前优生项目质量管理的研究和实践遵循的是 PDCA(Plan 计划,Do 实施,Check 检查,Action 处理) 循环质量管理理论和结构—过程—结果三维质量评价模式，并将项目质量分为临床质量、检验质量、数据质量 3 个重要环节进行分类管理。本书总结的项目管理研究和实践经验按照项目技术规范、项目工作制度、项目数据管理、项目质量控制、项目数据研究、项目质量研究和项目人群研究七个部分进行归纳和梳理。我们从国家项目规范为出发点,重视项目质量的结构、过程和结局管理,重视项目质量的持续改进,重视管理实施的可操作性。

衷心感谢重庆市科委攻关计划项目《出生缺陷一级干预关键技术研究与示范应用》(cstc2011ggB10013)、《孕前优生家庭档案数据时空管理系统研究》(cstc2013ggB00001)、《基于孕前优生健康检查人群为基础的重庆市出生队列建立及应用初探》(cstc2017shmsA1464),重庆市卫生计生委科研项目《重庆市孕前优生健康检查技术服务能力建设研究》(2010-3)、《基于孕前优生健康检查人群为基础的重庆市出生队列建立与出生结局随访研究》(2017ZDXM015)、《孕前优生数据分析平台的构建及其在育龄人群健康动态管理中的应用》(2017MSXM072)、《基于中医优生思想的孕前保健知晓率及服务需求研究》(ZY201703079)对孕前优生健康检查项目质量研究和本书出版的支持。感谢重庆市各区县妇幼保健机构、重庆市人口和计划生育科学技术研究院各部门的大力支持,你们为本书的编写积累了大量的临床应用、技术指导和管理经验。感谢所有参与本书编写及审校的人员,你们的宝贵建议使得本书逐步完善,你们的辛勤劳动和默默付出是本书质量的重要保证。

由于水平有限,加之时间仓促,本书难免存在不妥之处,敬请读者不吝赐教,我们将真诚地面对批评指正。我们还将继续从事并不断完善孕前优生健康检查项目质量管理的研究和实践工作,希望本书的出版能够为提高孕前优生健康检查项目质量发挥良好的作用。

编　者

2017 年 9 月

目 录  *Contents*

第四部分　项目数据管理

第五部分　项目数据研究

第六部分　项目质量研究

第七部分　孕前优生健康检查项目人群研究

附　录　孕前优生健康检查项目相关研究论文

参考文献

第 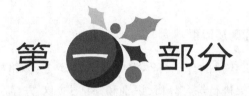 部分

项目技术规范

孕前优生健康检查项目风险评估指南

（2012 年版）

一、风险评估原则及流程

风险评估是对所获得的计划怀孕夫妇双方的病史、体格检查、临床实验室检查、影像学检查的结果进行综合分析，识别和评估夫妇双方存在的可能导致出生缺陷等不良妊娠结局的风险因素，形成评估结果并提出建议。

风险评估是健康检查和咨询指导工作之间的桥梁，是免费孕前优生健康检查工作中的重点和难点。风险评估的完整性、准确性直接关系到所提出的指导建议、干预措施是否具有针对性、适宜性，也关系到整个孕前优生健康检查的工作质量。

风险评估对服务提供者的专业素质要求较高，按国家规范要求，应由受过专门培训的具有中级以上技术职称的专业技术人员承担。

（一）风险评估原则

1. 必须在所有检查完成后再做评估。

2. 以"优生"为主线，兼顾其他不良妊娠结局进行综合分析。

3. 评估结果要完整、准确。

4. 不能明确诊断和有争议的病例应进行病案讨论、会诊或转诊。

（二）风险评估流程

风险评估必须在所有检查完成后再进行，以便做完整、准确的风险评估。对不能明确诊断和有争议的病例应进行病案讨论，或联系上级业务机构进行会诊、转诊，同时做好风险人群评估讨论、会诊或转诊记录。风险评估工作应按照以下流程完成（见图 1.1）。

1. 将记录完整、检查报告齐备的《国家免费孕前优生健康检查项目技术服务家庭档案》（以下简称《家庭档案》）交至负责评估的医生。

2. 负责风险评估的医生在做评估时要逐项、仔细地阅读评估对象的家庭档案，根据夫妇双方的病史、体格检查、临床实验室检查、影像学检查的结果进行综合分析,将受检夫妇区分为一般人群和风险人群。

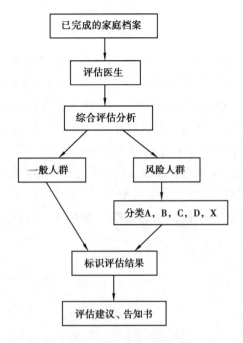

图1.1 风险评估流程图

（1）一般人群:指经评估未发现可能导致出生缺陷、流产、早产、死胎死产等不良妊娠结局风险因素的计划怀孕夫妇。

（2）风险人群:指经评估发现一个或多个方面有异常,可能发生出生缺陷、流产、早产、死胎死产等不良妊娠结局的计划怀孕夫妇。

3.对风险人群按照风险人群评估分类原则判定风险类别,即A,B,C,D,X类。（详见"风险人群的评估分类"）

4.在《家庭档案》封面的左上角标识评估结果:一般人群、风险人群(A,B,C,D,X类)。

5.形成评估建议,撰写告知书。根据人群的分类及发现的风险因素给予相应的指导建议,如需转诊,则应填写转诊单及《孕前优生健康检查转诊登记表》。

（三）风险评估的注意事项

1.认真复核对象的家庭档案资料是否齐备。

2.仔细阅读家庭档案资料,逐项分析各项检查结果。

3.评估时发现病史有疑问者应追访,检查结果有疑问者应复查。

4.不能明确诊断和有争议的病例应进行病案讨论、会诊或转诊。

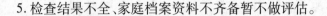

5. 检查结果不全、家庭档案资料不齐备暂不做评估。

二、风险评估办法

为方便基层专业技术人员进行风险评估,按照孕前优生健康检查《家庭档案》中的项目顺序,就可能的风险因素进行归类、整理,拟订出风险人群评估指标,以供参考。

风险人群评估参考指标分为两类:单一指标和综合评估指标。单一指标是指在风险评估时,某对象的检查结果中有符合单一指标的情况,就应将该对象划归为风险人群。综合评估指标是指对象的检查结果存在单一指标以外的其他异常情况,应对这些异常检查结果进行相关因素的综合分析,根据综合分析结果再确定该对象属一般人群还是风险人群。大多数情况下,一般人群和风险人群的划分应对检查结果进行综合分析,而不能仅依赖某单一检查结果的异常进行判断。常见风险人群评估指标如下。

(一)女方情况

1. 基本信息

年龄≥35 周岁。

2. 病史

(1)单一指标:现患心脏病、癫痫、恶性肿瘤、结核、精神心理疾患,各种出生缺陷(先天畸形、遗传病、不明原因的功能异常)等。

(2)综合评估:贫血、高血压、糖尿病、甲状腺疾病、慢性肾炎、乙型肝炎、淋病、梅毒、衣原体感染、子宫附件炎等,应结合用药史、体格检查、实验室检查及影像学检测等进行综合评估。

3. 用药史

(1)单一指标:长时间使用药物,特别是治疗慢性疾病的用药者。使用避孕药者除外。长时间用药有两种情况:①目前正在用药,持续时间超过 1 个月;②有长时间用药史,目前已停药但停药时间不满 3 个月。

(2)综合评估:近期用药者应根据用药原因、将要用药的时间、药物的种类及毒副作用等进行综合评估。

4. 孕育史

(1)死胎死产。

(2)早产。

(3)自然流产≥2 次。

(4)葡萄胎。

（5）异位妊娠。

（6）出生缺陷儿生育史。

（7）不明原因的新生儿死亡。

5. 家族史

（1）夫妻双方近亲结婚。

（2）家族成员中有下列遗传性疾病患者：地中海贫血；白化病；血友病；G6PD缺乏症；其他出生缺陷。

6. 饮食营养、生活习惯、环境毒害物接触

（1）单一指标：①6个月以内有下列情形者：吸烟≥10支/d，或被动吸烟≥180 min/d；经常饮酒：每天饮酒≥50 mL白酒，每周≥3次；经常或长期接触放射线、环境化学毒害物。②一年内使用可卡因等毒麻药（吸毒）者。

（2）综合评估：以下情况应结合体格检查、实验室检查等进行综合评估。①不良饮食习惯；②口臭、牙龈出血；③密切接触猫狗等宠物。

7. 社会心理因素：工作/生活/经济压力大、人际关系紧张等选择"很大"者划为风险人群。（"自评心理量表"评分≥50分为"很大"）

8. 体格检查

（1）单一指标：①体重指数（BMI）≤16或≥28者；②血压（BP）：收缩压≥140 mmHg和（或）舒张压≥90 mmHg者。

（2）综合评估：其余异常情况应结合病史、体格检查、实验室检查及B超检查等进行综合评估。如智力异常应结合是否先天性，或与分娩相关，或原因不明，或伴先天愚型面容等进行综合评估；子宫大小异常应结合月经情况、B超检查情况等进行综合评估。

9. 临床检验

（1）阴道分泌物检查：①单一指标：滴虫阳性；线索细胞阳性、胺臭味实验阳性及pH值>4.5（或BV阳性）；淋球菌阳性；沙眼衣原体阳性。②综合评估：其余异常情况应结合病史、妇科检查情况等进行综合评估。

（2）血细胞分析：①单一指标：血红蛋白（Hb）<90 g/L；血小板（PLT）<50×10^9/L。②综合评估：其余异常情况应结合病史、体格检查、其他实验室检查等进行综合评估。如血小板（PLT）在（50~100）×10^9/L，结合是否伴有明显出血倾向、脾脏大小等进行综合评估。

（3）尿常规：检查结果异常应结合病史、体格检查、相关实验室检查等进行综合评估。

（4）血型：应结合孕产史进行综合评估。

（5）血清葡萄糖：空腹血糖>6.1 mmol/L。

（6）乙肝血清学检查：①单一指标：表面抗原（HBsAg）和 e 抗原（HBeAg）同为阳性者（见表1.1）。②综合评估：其余项目结果异常应结合病史、体格检查、肝功能检查进行综合评估。如乙肝小三阳（HBsAg、HBeAg、HBcAb 三项阳性）伴肝功能异常者。

表 1.1　乙肝血清学检查结果

组合	HBsAg	HBsAb	HBeAg	HBeAb	HBcAb	临 床 意 义
1	+	−	+	−	+	急性或慢性乙型肝炎
2	+	−	+	+	−	急性或慢性乙型肝炎
3	+	−	+	−	−	急性乙型肝炎早期或潜伏期

（7）肝功能检查：①单一指标：谷丙转氨酶（ALT）≥正常值3倍。②综合评估：谷丙转氨酶（ALT）高于正常值但不超过正常值上限的3倍，应结合病史、体格检查、相关实验室检查等进行综合评估。

（8）肾功能检查：①单一指标：肌酐（Cr）比正常值高出40 μmol/L 以上。②综合评估：肌酐（Cr）高于正常值，但低于正常值上限+40 μmol/L，结合病史、体格检查、相关实验室检查等进行综合评估。如伴有尿蛋白，特别是微白蛋白增高者。

（9）甲状腺功能检查：促甲状腺素（TSH）高于或低于正常值。

（10）TORCH 检查：风疹病毒 IgM 阳性、巨细胞病毒 IgM 阳性、弓形体 IgM 阳性、梅毒确诊阳性。

10. 妇科 B 超检查

（1）单一指标：①包块：子宫黏膜下或肌壁间肌瘤，其他有手术指征的盆腔肿块。②子宫畸形：幼稚子宫、单角子宫、双角子宫、双子宫、纵膈子宫、残角子宫等。

（2）综合评估：其余异常情况应结合病史、体格检查及实验室检查等进行综合评估。

（二）男方情况

1. 病史

（1）单一指标：原发性癫痫、地中海贫血、精神疾患（精神分裂症、躁狂抑郁症）、恶性肿瘤、各种出生缺陷（先天畸形、遗传病、不明原因的功能异常）等。

（2）综合评估：结核、乙型肝炎、淋病、梅毒等，应结合用药史、体格检查、实验室检查进行综合评估。

2.用药史

(1)单一指标:长时间使用对精子有影响的药物,特别是治疗慢性疾病的用药者。长时间用药有两种情况:①目前正在用药,持续时间超过1个月。②有长时间用药史,目前已停药但停药时间不满3个月。

(2)综合评估:近期用药者应根据用药原因、将要用药的时间、药物的种类及毒副作用等进行综合评估。

(3)家族史:家族成员中有遗传性疾病患者的,如地中海贫血、白化病、血友病、G6PD缺乏症、其他出生缺陷。

3.饮食营养、生活习惯、环境毒害物接触

(1)6个月以内有下列情形者:吸烟>20支/d;酗酒;经常或长期接触放射线、环境化学毒害物。

(2)一年内使用可卡因等毒麻药(吸毒)者。

4.临床检验

(1)梅毒确诊阳性。

(2)乙肝血清学检查:表面抗原(HBsAg)和e抗原(HBeAg)同为阳性者(见表1.1)。

三、风险人群的评估分类

(一)分类原则

由于影响妊娠结局的风险因素很多,不同的风险因素其干预措施也不同,为便于风险人群的干预、指导、统计及管理,将风险人群进行分类。根据目前对风险因素的干预措施和干预效果,以及风险因素对妊娠结局影响情况的不同,将风险人群分为以下几类:

1.A类人群:孕前不需要医学干预,通过改变或戒除不良生活方式、规避有害环境因素即可转为一般人群。

2.B类人群:目前具备有效的医学治疗手段,通过治疗即可转为一般人群。

3.C类人群:目前的医疗手段虽然难以治愈,但通过医疗干预可以控制疾病,在密切的医疗监测下可以妊娠。

4.D类人群:孕前需做再发风险评估及预测,孕期应做产前诊断。

5.X类人群:不宜妊娠。

风险评估时,若对象存在以上5类中的2项及以上的情况,按就高不就低的原则,定为风险更高等级,同时要针对较低等级的情况给予相应的咨询、指导、干预。

6. U 类人群:在初诊结果汇总之后,暂无法作出明确的人群划分和风险分类,需进一步检查才能确定,最终将归类至一般人群或风险人群 A,B,C,D,X 类人群。

(二)常见风险因素与人群分类

为便于风险人群的分类,根据风险人群的评估分类原则,将常见风险因素与人群分类相结合进行归类。

1. A 类人群

(1)不健康的生活方式:吸烟、饮酒、吸毒。

(2)不良的生活、工作环境:接触放射线、有机溶剂(如房屋装修材料、油漆、染发剂等)、重金属(铅、汞等)、农药等。

(3)心理因素:工作、生活、经济压力大、人际关系紧张等。

2. B 类人群

(1)各种可治愈的急、慢性全身疾病,如结核、缺铁性贫血、心肌炎等,以及肥胖和消瘦者等。

(2)各种可治愈的急、慢性妇产科疾病及生殖道感染,如阴道炎、盆腔炎、子宫肌瘤、盆腔包块等。

(3)TORCH 感染及性传播疾病,如衣原体感染、淋病、梅毒(Ⅰ、Ⅱ期)等。

3. C 类人群:难以治愈的常见慢性疾病,如高血压、心脏病、糖尿病、癫痫、甲状腺疾病、慢性肾炎、肿瘤、乙型肝炎、精神心理疾患,以及早产、异位妊娠、葡萄胎等。

4. D 类人群

(1)女方年龄≥35 岁、遗传病患者、先天畸形患者、先天性或不明原因的智力低下患者等。

(2)有遗传病和其他出生缺陷家族史的夫妇。

(3)有自然流产、死胎死产、生育过出生缺陷儿、不明原因新生儿死亡史的夫妇等。

5. X 类人群

(1)女性慢性疾病患者。慢性疾病致母体重要器官功能障碍,目前的医疗手段难以治愈,一旦妊娠将危及母子生命安全,如有严重的心、肺、肝、肾功能不全者。

(2)严重的遗传性疾病患者。严重的遗传性疾病特征:再发风险高、产前诊断困难、无法治疗或控制病情、生存能力低、伤残程度高。

6. U 类人群:是不确定的人群,多数情况下为一般人群,但为排除小概率的风险情况,应给予特别的警告。

（1）乳房包块（乳腺增生除外）。

（2）宫颈糜烂、宫颈息肉。

（3）平均红细胞体积（MCV）<80 fL。

（4）男/女梅毒血清学筛查阳性。

（5）乙肝血清学检查：男/女表面抗原（HBsAg）阳性者（见表1.2）。

（6）其他需要转诊、复查等进一步明确诊断的情况。

表1.2　乙肝血清学检查结果

组合	HBsAg	HBsAb	HBeAg	HBeAb	HBcAb	临床意义
1	+	−	−	+	+	急性乙型肝炎趋向恢复（小三阳）
2	+	−	−	−	+	急性乙型肝炎，慢性病毒携带者
3	+	−	−	+	−	慢性乙型肝炎无或低度病毒复制
4	+	−	−	−	−	急性乙型肝炎潜伏后期，携带者

　　以上是根据《家庭档案》内容拟订的风险人群评估指标，并将各种风险因素进行了分类。由于影响优生的风险因素众多，难以将孕前优生健康检查工作中可能遇到的所有情况都囊括其中，如果在今后工作中遇到以上未能提及的情况和问题，应根据风险评估指标及分类原则，做合理的风险评估。

孕前优生健康检查项目告知书撰写指南
（2012 年版）

一、告知书撰写原则

告知书的撰写应由受过培训的专业技术人员承担。告知书撰写要求内容完整、科学合理、有的放矢；条理清楚、排列有序；语言通俗易懂、言简意赅。

（一）一般人群的告知书撰写原则

对于一般人群，应告知暂未发现明显的可能导致不良妊娠结局的风险因素，可按计划妊娠，并给予常规医学指导和建议。

如经评估发现有异常，但又无充分证据证实这些异常对生育有明显影响或属于一过性异常需复查者，以及某些传染性疾病的易感人群，本着知情的原则，应给予特别告知。

（二）风险人群的告知书撰写原则

对于风险人群，应告知其存在的风险因素，并根据风险因素提出针对性的指导和干预建议，同时给予常规医学指导和建议。

若评估中还发现其他对生育没有明显影响的异常或属于一过性异常需复查的情况，以及某些传染性疾病的易感人群，本着知情的原则，应同时给予告知。

1. A 类人群：告知对象目前存在何种风险因素，应该如何规避，同时还应告知在规避风险因素多长时间后妊娠为宜。

2. B 类人群：告知对象目前存在何种疾病，建议对象应接受专科治疗，并在疾病治愈后才能妊娠。

3. C 类人群：告知对象目前存在何种疾病的风险，建议对象需接受专科检查、诊治及评估，按照专科医生的意见选择合适时间妊娠。

4. D 类人群：告知对象目前存在何种遗传、再发风险，建议对象孕前接受遗传医学专家的咨询及检查，以明确诊断，评估再发风险。根据专家意见选择是否怀孕，可以妊娠者孕期需做产前诊断。

5. X 类人群:告知对象目前存在何种风险及其可能给母儿造成的危害,所以不适宜妊娠。

(三)U 类人群的告知书撰写原则

必须告知对象需进一步检查才能明确诊断,应暂缓怀孕。

二、告知书撰写要点

(一)一般人群告知要点

在已接受的检查项目中,暂未发现夫妇双方存在明显的可能产生不良妊娠结局危险因素。建议定期接受健康教育与指导。

1. 有计划地怀孕,请按照《孕前优生健康处方》的指导做好孕前准备。

2. 女方情况:如有以下情况,请根据对象实际情况选择告知。

(1)不孕症患者:建议到不孕不育专科诊治,同时积极做好怀孕前的各项准备。

(2)使用宫内节育器:建议改用避孕套或外用避孕药避孕,在取出宫内节育器 3 个月后再怀孕。

(3)服用短效口服避孕药:建议改用避孕套或外用避孕药避孕,在停服避孕药 3 个月后再怀孕。

(4)使用皮下埋植剂:建议改用避孕套或外用避孕药避孕,在取出皮下埋植剂 6 个月后再怀孕。

(5)使用长效口服避孕药/避孕针:建议改用避孕套或外用避孕药避孕,在停用避孕药/针 6 个月后再怀孕。

(6)近期用药:孕期用药可能对胎儿造成不良影响,建议停药后再怀孕。

(7)人工流产≥3 次(告知具体次数):再次怀孕有自然流产、早产、孕期及分娩时出血等风险的可能。建议加强孕前和孕期保健,定期做产前检查,到有手术和输血条件的医院分娩。

(8)自然流产 1 次:有再次发生自然流产的可能,建议怀孕后加强孕期的保健。

(9)食生肉嗜好:食用生肉容易感染经动物传播的疾病,请禁食生肉和未煮熟的肉食品。

(10)口臭、牙龈出血:建议孕前到口腔科咨询,查找原因,对症治疗。

(11)接触环境物理有害物:孕期接触高温、噪声、震动等可能导致出生缺陷及其他不良妊娠结局。建议脱离高温、噪声、震动等环境后再怀孕。

(12)密切接触猫狗等家畜宠物:容易感染弓形体,从而给胎儿造成不良影响,请远离猫狗等家畜宠物。

(13)体重超重(告知 BMI 数值):注意合理膳食,均衡营养,适度锻炼,降低体重。体重达到正常怀孕为宜。

(14)体重偏轻(告知 BMI 数值):注意合理膳食,均衡营养,适度锻炼,增加体重。体重达到正常怀孕为宜。

(15)白带常规异常(告知具体异常情况):建议妇科门诊治疗,治愈后怀孕。

(16)尿常规异常(告知具体异常情况):建议孕前到专科(告知具体科室如泌尿科、肝胆科等)门诊咨询、复查。

(17)轻度贫血(告知 Hb 具体数值):注意合理膳食、增加营养。孕前到内科咨询、复查、治疗,纠正贫血后怀孕为宜。

(18)轻度血小板减少(告知具体数值):建议孕前到血液科、内科咨询、复查。

(19)女方为 O 型血,男方为其他血型(告知具体血型):可能发生母婴血型不合,导致胎儿及新生儿溶血,建议孕前到产科咨询。

(20)女方为 Rh 血型阴性,男方为 Rh 阳性:可能发生母婴血型不合,导致胎儿及新生儿溶血,建议女方怀孕后不要轻易终止妊娠,孕前和孕期进行特异性抗体检测。

(21)乙肝血清学检查异常:e 抗体(HBeAb)和/或核心抗体(HBcAb)阳性。(见表1.3)

表1.3　乙肝血清学检查结果

组合	HBsAg	HBsAb	HBeAg	HBeAb	HBcAb	具体建议
1	–	+	–	+	+	建议孕前到感染科或肝病科咨询、复查
2	–	+	–	–	+	
3	–	–	–	+	+	
4	–	–	–	–	+	

(22)乙肝两对半检查结果均为阴性:提示对乙肝病毒抵抗力较低。孕妇感染乙肝病毒可传染给胎儿,为预防感染,可在孕前注射乙肝疫苗提高抵抗力。注射疫苗应在月经来潮的第9—11 天时进行,注射疫苗期间不宜怀孕。

(23)谷丙转氨酶轻度增高(告知具体数值):建议孕前到消化科咨询、复查,检查结果正常后怀孕为宜。

(24)肌酐轻度增高(告知具体数值):建议孕前到肾内科咨询、复查,检查结果正常后怀孕为宜。

(25)风疹病毒 IgG 阴性:建议检查风疹病毒 IgM。

（26）风疹病毒 IgG 和 IgM 阴性（同时检查 IgG，IgM 的情况）：提示对风疹病毒抵抗力较低。孕妇感染风疹病毒可能导致胎儿畸形，或流产、死胎等。为预防感染，可在孕前接种风疹疫苗以提高抵抗力。注射疫苗应在月经来潮的第 9—11 天时进行，注射疫苗后 3 个月内不能怀孕，应采取可靠的避孕措施。

（27）巨细胞病毒检查 IgG 和 IgM 阴性：提示对巨细胞病毒的抵抗力较低。孕妇感染巨细胞病毒可能导致胎儿畸形，或流产、死胎等。应注意个人卫生，预防感染。

（28）弓形体检查 IgG 和 IgM 阴性：提示对弓形体的抵抗力较低。孕妇感染弓形体可能导致胎儿畸形，或流产、死胎等。应注意个人卫生，远离猫狗等家畜宠物。

（29）妇科 B 检查异常（告知具体情况）：建议孕前到妇科门诊咨询、复查、随访。

3.男方情况：如有以下情况，请根据对象实际情况选择告知。

（1）食生肉嗜好：食用生肉容易感染经动物传播的疾病，请禁食生肉和未煮熟的肉食品。

（2）10 支/d<吸烟≤20 支/d：可能对精子发育造成不良影响，建议计划怀孕期间戒烟至少 3 个月。

（3）经常饮酒：酒精可能对精子发育造成不良影响，从而导致胎儿酒精综合征、流产等，建议计划怀孕期间戒酒至少 3 个月。

（4）肥胖（告知 BMI 数值）：注意合理膳食，均衡营养，适度锻炼，降低体重。

（5）血压高（告知具体数值）：建议到心血管内科进一步检查，明确诊断。

（6）尿常规异常（告知具体异常情况）：建议到专科（告知具体科室如泌尿科、肝胆科等）门诊咨询、复查。

（7）Rh 血型阴性：Rh 阴性为稀有血型，孕前到产科咨询。

（8）乙肝血清学检查异常：e 抗体（HBeAb）和/或核心抗体（HBcAb）阳性。（见表 1.4）

表 1.4 乙肝血清学检查结果

组合	HBsAg	HBsAb	HBeAg	HBeAb	HBcAb	具体建议
1	－	＋	－	＋	＋	建议到感染科或肝病科咨询、复查
2	－	＋	－		＋	
3	－	－	－	＋	＋	
4	－	－	－		＋	

(9)乙肝两对半检查结果均为阴性:建议注射乙肝疫苗提高抵抗力。

(10)谷丙转氨酶高(告知具体数值):建议到消化科咨询、复查、诊治。

(11)肌酐高(告知具体数值):建议到肾内科咨询、复查、诊治。

4.计划怀孕期间,若出现月经延迟、畏寒、头晕、恶心、呕吐等异常情况,提示可能已怀孕,应到相关机构检查确诊。妊娠12周内,请主动与本中心(站、医院)联系,并接受随访和指导。

5.若接受孕前优生健康检查6个月或更长时间后仍未怀孕,夫妇双方应共同接受进一步咨询、检查和治疗。

6.分娩后6周内或终止妊娠后2周内,请主动与本中心(站、医院)联系,并接受随访和指导。

(二)夫妇仅一方接受检查者告知要点

1.未发现风险因素的情况,其告知要点:在已接受检查的一方,暂未发现存在对怀孕不利的风险因素。建议目前暂缓怀孕,另一方(妻子/丈夫)尽快前来接受孕前优生健康检查。

如经评估发现有异常,但又无充分证据证实这些异常对生育有明显影响或属于一过性异常需复查者,以及某些传染性疾病的易感人群,本着知情的原则,应给予特别告知。具体建议参照一般人群告知要点。

另外,若仅女方检查,其血型为 Rh 阴性者,最好给予特别告知:女方为 Rh 阴性血型,若男方为 Rh 阳性血型,可能发生母婴血型不合,导致胎儿及新生儿溶血,建议男方检查血型。

2.发现风险因素的情况,其告知要点:在已接受的检查项目中,发现对怀孕不利的危险因素,另一方(妻子/丈夫)尽快前来接受孕前优生健康检查。已检查一方的具体建议按风险人群情况给予告知。

(三)风险人群告知要点

在已接受的检查项目中,如发现对怀孕不利的危险因素,建议进一步咨询及查治。

1.暂缓怀孕,根据进一步咨询、检查及治疗情况再安排怀孕计划(单纯的年龄风险因素除外)。

2.女方情况:根据对象的实际情况选择告知。

(1)年龄≥35 岁:生育染色体疾病患儿的风险增加,建议孕前到产科或遗传优生科咨询,孕期做产前诊断(胎儿染色体检查)。

(2)现患有慢性或感染性疾病(告知具体疾病):目前怀孕可能对胎儿及孕妇

造成不良影响,建议到专科(告知具体科室)进一步检查、诊断及治疗,按照专科医生的意见选择合适的时间怀孕。

(3)患有出生缺陷(告知具体疾病):有生育相同疾病患儿的风险,建议孕前到专科(遗传优生科或具体疾病的相应科室)进行遗传咨询,按照专科医生的意见选择是否怀孕。如可以怀孕,孕期需做产前诊断。

(4)长期用药史:①可以停药者的告知:长期用药可使药物在体内蓄积,目前怀孕可能对胎儿造成不良影响,建议停药 3 个月后再怀孕。②因病情需要不能停药者的告知:孕期用药可能对胎儿造成不良影响,建议孕前到专科(告知具体科室)咨询,在专科医生的指导下选择对胎儿无影响或影响小的药物。

(5)死胎死产:有再次发生死胎死产的风险,建议孕前到产科咨询及相关检查,查找原因,按照产科医生的意见选择合适的时间怀孕。

(6)早产:有再次发生早产的风险,建议孕前到产科咨询及相关检查,查找原因,按照专科医生的意见选择合适的时间怀孕。

(7)自然流产≥2 次(告知具体次数):有再次发生自然流产的风险,建议孕前到产科咨询及相关检查查找原因,按照产科医生的意见选择合适的时间怀孕。

(8)葡萄胎(告知具体次数):再次发生葡萄胎的风险高,建议孕前到产科咨询及相关检查查找原因,按照产科医生的意见选择合适的时间怀孕。

(9)异位妊娠(告知具体次数):再次发生异位妊娠的风险高,建议孕前到产科进行咨询及相关检查,查找原因,按照产科医生的意见选择合适的时间怀孕。

(10)出生缺陷儿生育史(告知具体缺陷名称):有再次生育缺陷儿的可能性,建议孕前到产科或遗传优生科进行遗传咨询,按照产科医生的意见选择是否怀孕。如可以怀孕,孕期需做产前诊断。

(11)不明原因的新生儿死亡:多数情况下与胎儿先天发育异常有关,建议孕前到儿科或遗传优生科咨询,查找新生儿死亡的原因,按照专科医生的意见选择合适的时间怀孕。

(12)夫妻双方近亲结婚:有增加生育遗传疾病患儿的风险,建议孕前到遗传优生科进行遗传咨询,按照专科医生的意见选择是否怀孕。

(13)有遗传病家族史(告知具体遗传病名称):有生育相同疾病患儿的风险,建议孕前到专科(遗传优生科或具体疾病的相应科室)进行遗传咨询,按照专科医生的意见选择是否怀孕。如可以怀孕,孕期需做产前诊断。

(14)吸烟:可能导致流产、出生缺陷等,建议戒烟至少 3 个月才能怀孕。

(15)被动吸烟(≥180 min/d):孕妇被动吸烟可能导致流产、出生缺陷等,建议脱离被动吸烟环境,3 个月后怀孕为宜。

(16)饮酒:可能导致胎儿酒精综合征、流产等,建议戒酒 3 个月后怀孕为宜。

(17)吸毒:可能导致胎儿畸形、成瘾等,建议戒毒或停用毒麻药品至少 1 年才能怀孕。

(18)接触放射线、环境化学毒害物(告知具体毒害物):目前怀孕可能导致出生缺陷及其他不良妊娠结局,建议脱离不良环境至少 3 个月才能怀孕。

(19)社会心理因素选择"很大"者:孕前的不良情绪、心理压力等可能导致不孕,孕后导致出生缺陷及其他不良妊娠结局,建议缓解心理压力,调整好情绪一段时间后再怀孕。必要时到专科进行诊治。

(20)肥胖(告知 BMI 数值):肥胖会增加出生缺陷的发生率,建议查找原因,并控制饮食,加强运动,减轻体重。体重达到或接近正常后怀孕为宜。

(21)消瘦(告知 BMI 数值):体重过轻可能影响胎儿智力发育、导致死胎等,建议查找原因,并调整膳食,合理营养,增加体重。体重达到或接近正常后怀孕为宜。

(22)血压高(告知具体数值):建议到心血管内科进一步检查,明确诊断,按照专科医生的意见选择合适的时间怀孕。

(23)滴虫感染:建议到妇科门诊治疗,治愈后才能怀孕。

(24)细菌性阴道病:建议到妇科门诊治疗,治愈后才能怀孕。

(25)淋球菌感染:建议到妇科门诊治疗,治愈后才能怀孕。

(26)沙眼衣原体感染:建议到妇科门诊治疗,治愈后才能怀孕。

(27)中度以上贫血(告知 Hb 具体数值):建议到内科诊治,查找贫血原因,纠正贫血后才能怀孕。

(28)血小板减少(告知具体数值):建议到血液科/内科诊治,按照专科医生的意见选择合适的时间怀孕。

(29)尿液常规异常伴症状(告知具体情况):建议到专科(最好告知具体科室)诊断、治疗,治愈后才能怀孕。

(30)血糖高(告知具体数值):建议到内分泌科进一步检查、诊断、治疗,按照专科医生的意见选择合适的时间怀孕。

(31)谷丙转氨酶高(告知具体数值):建议到消化科进一步检查、诊断、治疗,按照专科医生的意见选择合适的时间怀孕。

(32)肌酐高(告知具体数值):建议到肾内科进一步检查、诊断、治疗,按照专科医生的意见选择合适的时间怀孕。

(33)乙肝血清学检查异常:详见表 1.5。

表1.5 乙肝血清学检查结果

组合	HBsAg	HBsAb	HBeAg	HBeAb	HBcAb	具体建议
1	+	−	+	−	+	目前怀孕可能传染给胎儿,建议感染科或肝病科进一步检查、诊断、治疗,按照专科医生的意见选择合适的时间怀孕
2	+	−	+	+	−	
3	+	−	+	−	−	

(34)促甲状腺素异常(告知具体数值 μIU/ml):建议到内分泌专科进一步检查、诊断、治疗,按照专科医生的意见选择合适的时间怀孕。

(35)梅毒确诊阳性:建议到皮肤科进一步检查、诊断、治疗,按照专科医生的意见选择合适的时间怀孕。

(36)风疹病毒 IgM 阳性:提示近期有感染,怀孕后可能导致胎儿畸形,或流产、死胎等。建议1个月后复查,转阴后才能怀孕。

(37)巨细胞病毒 IgM 阳性:提示近期感染,怀孕后可能导致胎儿畸形,或流产、死胎等。建议1个月后复查,转阴后才能怀孕。

(38)弓形体 IgM 阳性:提示近期感染,怀孕后可能导致胎儿畸形,或流产、死胎等。建议1个月后复查,转阴后才能怀孕。

(39)子宫黏膜下/肌壁间肌瘤:建议到妇产科咨询、诊治,按照专科医生的意见选择合适的时间怀孕。

(40)其他盆腔肿块(告知具体情况):建议到妇产科咨询、诊治,按照专科医生的意见选择合适的时间怀孕。

(41)子宫畸形(幼稚子宫、单角子宫、双角子宫、双子宫、纵膈子宫、残角子宫等):建议到妇产科咨询、诊治,按照专科医生的意见选择合适的时间怀孕。

3. 男方情况:根据对象的实际情况选择告知。

(1)患有慢性疾病或传染性疾病(告知具体疾病):建议孕前咨询专科(告知具体科室)医生,按照专科医生的意见选择合适的时间怀孕。

(2)长期用药:①可以停药者的告知:长期用药可使药物在体内累积,可能对精子发育造成不良影响,建议停药3个月后再怀孕。②因病情需要不能停药者的告知:孕前应咨询专科(告知具体科室)医生,在专科医生的指导下选择对精子发育无影响或影响较小的药物。

(3)患有出生缺陷(告知具体疾病):有生育相同疾病患儿的风险,建议孕前到专科(遗传优生科或具体疾病的相应科室)进行遗传咨询,按照专科医生的意见选择是否怀孕。如可以怀孕,孕期需做产前诊断。

（4）有遗传病家族史（告知具体遗传病名称）：有生育相同疾病患儿的风险。建议孕前到专科（遗传优生科或具体疾病的相应科室）进行遗传咨询，按照专科医生的意见选择是否怀孕。如可以怀孕，孕期需做产前诊断。

（5）吸烟：可能对精子发育造成不良影响，从而导致流产、出生缺陷等。建议戒烟3个月后怀孕为宜。

（6）酗酒：酒精可能对精子发育造成不良影响，从而导致胎儿酒精综合征、流产等。建议戒酒3个月后怀孕为宜。

（7）吸毒：可能对精子发育造成不良影响，从而导致胎儿畸形及其他不良妊娠结局等。建议戒毒或在停用毒麻药品至少1年才能怀孕。

（8）接触放射线、环境化学毒害物（告知具体毒害物）：可能对精子发育造成不良影响，从而导致出生缺陷及其他不良妊娠结局。建议脱离不良环境至少3个月才能怀孕。

（9）梅毒确诊阳性：建议到皮肤科进一步检查、诊断、治疗，按照专科医生的意见选择合适的时间怀孕。

（10）乙肝血清学检查异常：详见表1.6。

表1.6　乙肝血清学检查结果

组合	HBsAg	HBsAb	HBeAg	HBeAb	HBcAb	具体建议
1	+	−	+	−	+	目前怀孕可能传染给胎儿，建议到感染科或肝病科进一步检查、诊断、治疗，按照专科医生的意见选择合适的时间怀孕
2	+	−	+	+	−	
3	+	−	−	+	−	

4. 上述不利因素消除后或专科医生认为可以怀孕时，请按照《孕前优生健康处方》的指导做怀孕前准备。

5. 计划怀孕期间，若出现月经延迟、畏寒、头晕、恶心、呕吐等异常情况，提示可能已怀孕，应到相关机构检查确诊。妊娠12周内，请主动与本中心（站、医院）联系，并接受随访和指导。

6. 若接受孕前优生健康检查6个月或更长时间后仍未怀孕，夫妇双方应共同接受进一步咨询、检查和治疗。

7. 分娩后6周内或终止妊娠后2周内，请主动与本中心（站、医院）联系，并接受随访和指导。

（四）特殊情况的告知要点

1. U类人群：对于U类人群的告知，应根据对象的主要情况（是否存在明确的风险因素）给予适宜的告知。

（1）如果没有发现明确的风险因素，为一般人群可能性大的对象，告知书可参照一般人群的告知框架给予告知，但在语言和用词上应做适当修改。

➤告知书的第一句话宜修改如下：在已接受的检查项目中，虽未发现夫妇双方存在明显的可能产生不良妊娠结局危险因素，但还存在一些需进一步检查才能明确诊断的情况，应暂缓怀孕。

➤将"有计划地怀孕，请按照《孕前优生健康处方》的指导做好怀孕准备"修改为"复查结果提示可以怀孕时，请按照《孕前优生健康处方》的指导做好孕前准备"，并将这句话放在各种具体发现条款的后面。

➤在检查中发现的其他情况，其告知内容应放在不确定情况条款的后面给予告知。

被评估为风险人群的对象，将不确定情况的告知内容放在风险因素条款后面告知即可。

（2）常见不确定情况的告知要点，根据对象的实际情况选择告知。

➤乳房包块：建议孕前到乳腺专科复查，明确诊断。根据复查结果选择适当的时间怀孕。

➤宫颈糜烂：建议孕前做宫颈细胞学检查或阴道镜检查，明确诊断。根据复查结果选择适当的时间怀孕。

➤宫颈息肉：建议孕前做息肉摘除，并行病理检查，明确诊断。根据复查结果选择适当的时间怀孕。

➤ MCV<80 fL（告知具体数值）：建议孕前到血液科做地中海贫血筛查，明确诊断。按照专科医生的意见选择合适的时间怀孕。

➤男/女梅毒血清学筛查阳性：建议到疾病控制中心复查，明确诊断。根据复查结果选择适当的时间怀孕。（若梅毒确诊阳性：建议到皮肤科进一步检查、诊断、治疗。按照专科医生的意见选择合适的时间怀孕。）

➤乙肝血清学检查：男/女表面抗原（HBsAg）阳性者（见表1.7）。

表1.7　乙肝血清学检查结果

组合	HBsAg	HBsAb	HBeAg	HBeAb	HBcAb	具体建议
1	+	−	−	+	+	建议孕前到传染科或肝病科复查乙肝病毒 DNA，根据检查结果选择适当的时间怀孕
2	+	−	−	−	+	
3	+	−	−	+	−	
4	+	−	−	−	−	

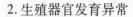

2. 生殖器官发育异常

(1) 无子宫患者：检查发现女方无子宫，所以没有生育能力，可以通过领养获得子女。

(2) 基始子宫患者：检查发现女方子宫未发育，所以没有生育能力，可以通过领养获得子女。

(3) 双侧隐睾患者：检查发现男方为双侧隐睾，绝大多数情况没有生育能力，建议做精液常规检查，以判断是否有生育能力。

对于这类人群，在检查中发现的其他情况，应本着知情的原则，从关心对象健康的角度出发给予相应的告知。但"请按照《孕前优生健康处方》的指导做好怀孕准备""治愈后再怀孕""选择合适的时间怀孕"等与妊娠相关的内容不应写入告知书中。

能否生育一个健康的后代取决于多种因素。就怀孕而言，需要把好两道关：一是孕前关；二是孕期关。为了让参检对象重视怀孕后定期的孕期检查和保健，最大限度地降低出生缺陷及其他不良妊娠结局的风险，每一个服务对象的告知书均应添加如下警示性语言：

本次检查是针对众多孕前风险因素中较重要或较常见的因素进行检查，各项检查结果反映的是夫妇双方现阶段身体状况。由于怀孕、胎儿生长发育是一个复杂的生理过程，还会存在其他不确定因素，因此尽管此次检查结果正常，或者发现风险因素并采取相关预防措施后，仍有生育出生缺陷儿及发生其他不良妊娠结局（自然流产、死胎死产等）的可能，怀孕后仍需定期接受孕期检查和保健。

本章根据《家庭档案》的内容罗列了告知书撰写的要点，但无法将孕前优生健康检查工作中可能遇到的所有情况一一列举。即使是最好的临床方案也不能适合每一个个体，在应用风险评估指南时不能忽视个体针对性的分析。告知书的撰写应个性化，在实际工作中不能完全照搬本章中所列的条款，应根据服务对象具体情况，在词句和语言的应用上做相应的调整，使每个对象的告知书都是一份严谨的、个性化的医疗文书。在工作中遇到本书未能提及的情况，应灵活应用风险评估及告知书撰写原则，给予风险评估和针对性的建议。

孕前优生健康检查项目随访服务规范

（2014 年版）

根据国人口发〔2010〕31 号《国家免费孕前优生健康检查项目试点技术规范》、人口科技〔2010〕31 号《关于进一步加强国家免费孕前优生健康检查项目管理和指导工作的通知》和渝人口发〔2011〕59 号《关于印发免费孕前优生健康检查项目工作技术服务规范（试行）通知》的精神，对于已接受国家免费孕前优生健康检查并已经怀孕和生育的夫妇，必须适时做好孕期和生育后的随访服务，及时填报《早孕随访记录表》《妊娠结局记录表》和《出生缺陷儿登记表》。

根据我市实际情况，为加强国家免费孕前优生健康检查随访服务工作，确保随访服务工作的经常、及时、完整、准确、细致，引导各区县技术服务机构完善国家免费孕前优生健康检查全程优质服务，及时准确了解育龄群众怀孕信息，切实达到提高早孕随访率和妊娠结局随访率，预防出生缺陷、提高人口素质的目的，特制定本规范。

一、随访内容

（一）早孕追踪随访

1. 早孕追踪随访对象：辖区内所有接受国家免费孕前优生健康检查的对象。

2. 早孕追踪随访时间：为及时准确了解怀孕信息，应对所有接受国家免费孕前优生健康检查的妇女，从接受检查之日起的第 3 个月开始早孕追踪随访。如对象未孕，在第 6 个月进行第二次随访；如仍未孕，在第 9 个月进行第三次随访；如第三次随访仍未孕者，则终止该对象的早孕追踪随访。

对于随访时未能联系上的参检对象，应持续地进行追踪随访，至信息系统早孕追踪随访有效期结束才能终止该对象的早孕追踪随访。若在之后的追踪随访中，联系到参检对象且未孕者，仍按每 3 个月追踪随访一次；如果未孕者接受检查的时间已超过 9 个月，则终止该对象的早孕追踪随访。

3.早孕追踪随访内容

(1)了解是否怀孕。

(2)通过询问末次月经日期、尿妊娠试验、B超检查确定宫内妊娠。

(3)了解夫妇孕前优生健康检查各项干预措施依从情况。

(4)告知孕期注意事项和产前检查的时间,给予必要的健康指导和咨询,建议定期接受孕期保健。

(5)针对风险人群开展个性化的孕期保健指导,指导其接受产前筛查和产前诊断。

4.早孕追踪随访记录

(1)每次早孕追踪随访都要填写《早孕随访登记簿》(见附件1)。

(2)已确诊怀孕的对象,要做好随访记录,逐项填写《早孕随访记录表》(见附件3)。已在本乡镇以外的计划生育服务机构或医疗保健机构确诊早孕者,将检查结果转录至《早孕随访记录表》,无须重复检查。

5.早孕追踪随访信息录入

(1)已孕对象的信息录入:填写完成的《早孕随访记录表》应及时进行信息录入,录入完毕后在"随访结果"栏选择"已孕"并提交完成,该对象早孕追踪随访结束。

(2)未孕对象的信息录入:每次随访后均应在信息系统"早孕随访记录"中录入随访结果,即在"随访结果"栏选择"未孕"。若第三次随访仍未孕者,则该对象早孕追踪随访结束。

(3)未能联系上对象的信息录入:在信息系统早孕追踪随访有效期内需持续进行早孕追踪随访,暂不进行随访结果信息录入。在信息系统早孕追踪随访有效期将结束时,仍未能联系上对象,则在"随访结果"栏选择"失访",该对象早孕追踪随访结束。

早孕追踪随访结果录入系统时,在"随访结果"栏选择"未孕"后,则不能提交完成,但系统会在早孕追踪随访有效期内自动记录早孕追踪随访结果。

(二)妊娠结局追踪随访

1.妊娠结局追踪随访对象:辖区内所有接受国家免费孕前优生健康检查并已孕的对象。

2.妊娠结局追踪随访时间:在分娩后6周内或其他妊娠结局结束后2周内,由专人负责随访。随访时对象尚未分娩,应继续随访直至分娩。若未能联系上已孕对象,需继续进行随访至信息系统妊娠结局追踪随访有效期结束为止。

3. 妊娠结局追踪随访内容

（1）妊娠结局情况：包括正常活产、早产、低出生体重、出生缺陷、自然流产、医学性人工流产、治疗性引产、异位妊娠、死胎死产等。

（2）胎/婴儿情况：包括胎/婴儿的性别、出生体重、是否为多胞胎、分娩日期、分娩孕周、分娩地点、分娩机构、分娩方式等。

（3）婴儿 42 天内存活状况：包括非活产、存活、出生后 7 天内死亡、出生后 8—28 天内死亡、出生 28 天后死亡等。

（4）指导夫妇落实避孕措施，告知产后保健和新生儿保健注意事项。

4. 妊娠结局追踪随访记录

（1）每次妊娠结局追踪随访后，均要填写《妊娠结局随访登记簿》（见附件 2）。

（2）随访到已分娩或终止妊娠的对象，要填写《妊娠结局记录表》（见附件 4）。可依据《出生医学证明》《医学诊断证明书》等医疗文书填写《妊娠结局记录表》。

（3）随访时发现有出生缺陷胎/婴儿，应填写或从医疗机构转录《出生缺陷儿登记表》（见附件 5）。

5. 妊娠结局追踪随访信息录入

（1）已经分娩对象的信息录入：填写完成的《妊娠结局随访记录表》《出生缺陷儿登记表》应及时进行信息录入，录入完毕后在"随访结果"栏选择"已分娩"并提交完成，该对象妊娠结局追踪随访结束。

（2）其他妊娠结局对象的信息录入：同样应将《妊娠结局随访记录表》《出生缺陷儿登记表》（因出生缺陷而终止妊娠）的记录结果及时录入信息系统，在"随访结果"栏选择"已分娩"并提交完成，该对象妊娠结局及出生缺陷随访结束。

（3）未分娩对象的信息录入：随访后在信息系统"妊娠结局随访记录"中录入随访结果，即在"随访结果"栏选择"未分娩"，需继续追踪随访。

（4）未能联系上已孕对象的信息录入：在信息系统妊娠结局随访有效期内需持续进行妊娠结局追踪随访，暂不进行随访结果信息录入。在信息系统妊娠结局追踪随访有效期将结束时，仍未能联系上对象，则在"随访结果"栏选择"失访"，该对象妊娠结局追踪随访结束。

妊娠结局及出生缺陷随访结果录入系统时，在"随访结果"栏选择"未分娩"后，则不能提交完成，但系统会在妊娠结局追踪随访有效期内自动记录妊娠结局追踪随访结果。

二、随访流程

随访流程如图 1.2 所示。

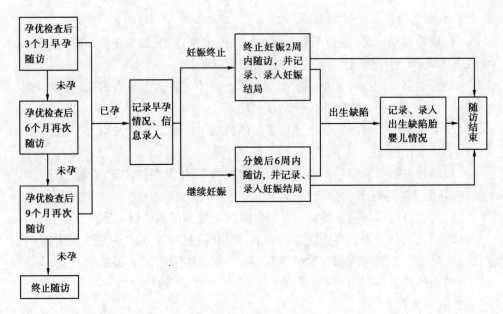

图 1.2　随访流程

三、随访职责和方式

(一)随访职责

国家免费孕前优生健康检查随访服务工作实行区(县)、街道(乡镇)、社区(村组)三级责任制。各级应紧密联系、互相配合完成对象的随访工作,不得互相推诿。

1.区(县)级职责

(1)区(县)技术服务机构统揽所在辖区的国家免费孕前优生健康检查对象随访工作,对辖区内国家免费孕前优生健康检查随访工作负总责。

(2)区(县)技术服务机构须定期了解街道(乡镇)的随访情况,并定期收回已完成的《早孕随访记录表》《妊娠结局记录表》和《出生缺陷儿登记表》存档。

(3)区(县)技术服务机构负责对随访工作中的疑难问题给予解答,对异常的早期妊娠、不良妊娠结局给予相应处置,必要时组织专家会诊或转诊。

2.街道(乡镇)职责

(1)街道(乡镇)技术服务机构工作人员,在社区(村组)计生专干的协助下,负责早孕追踪随访、妊娠结局追踪随访。

(2)根据随访结果填写《早孕随访记录表》《妊娠结局记录表》,发现出生缺陷儿填写《出生缺陷儿登记表》,表格填写完成后交至区(县)技术服务机构。

(3)街道(乡镇)技术服务机构工作人员应将异常早期妊娠、不能确认的疑似不良妊娠结局报告区(县)技术服务机构,由区(县)技术服务机构给予相应处置。

3.社区(村组)职责

(1)社区(村组)计生专干根据所在地已完成国家免费孕前优生健康检查的对象名单,负责定期对名单中的对象进行追踪,收集早孕及妊娠结局线索,并将追踪收集的情况反馈给街道(乡镇)技术服务机构工作人员。

(2)社区(村组)计生专干应想方设法获得所在地已完成国家免费孕前优生健康检查对象变动后的有效联系方式,以便自己和街道(乡镇)技术服务机构工作人员能顺利地完成国家免费孕前优生健康检查对象随访工作。

(二)随访方式

随访方式包括入户随访、门诊随访和电话随访。

1.入户随访:由社区(村组)计生专干入户调查,搜集报告线索,敦促对象到区(县)或乡镇技术服务机构随访,或由社区(村组)计生专干协助乡镇技术服务机构工作人员入户随访。

2.门诊随访:检查对象主动到区(县)或乡镇技术服务机构接受随访。

3.电话随访:由区(县)技术服务机构或乡镇技术服务机构工作人员负责。根据检查对象登记的电话号码进行电话随访。

四、质量控制

对国家免费孕前优生健康检查随访工作要指定专人负责,做到人员落实、职责落实。

随访服务人员应接受过孕前优生健康检查相关业务培训,并定期接受岗位培训,明确随访工作的重要性。按照随访服务规范的要求真实、完整填写和录入随访结果。

各级要制定相应的随访服务工作制度,并做好相应随访记录的登记、录入及档案管理工作。

五、评价指标

(一)早孕随访率

以评估为完成状态,且评估的日期在所选择的时间范围内的档案总数为分母,以这些档案中早孕随访完成状态为完成和未完成的档案数量为分子,乘以100%。

(二)妊娠结局随访率

以早孕随访为完成状态,且为已孕的档案,早孕随访日期在所选择的时间范围内的档案总数为分母,以这些档案中妊娠结局表的状态为完成和未完成的档案数量为分子,乘以100%。

六、附件

附件1　早孕随访登记簿

附件2　妊娠结局随访登记簿

附件3　早孕随访记录表

附件4　妊娠结局记录表

附件5　出生缺陷儿登记表

附件6　填写说明

附件 1

早孕随访登记

区县 _____ 第 页

编号	日期	姓名	年龄	地址	电话	末次月经	尿HCG结果	B超结果	预产期	随访者	备注

注:1. 尿妊娠试验结果:0 未做 1 阳性 2 阴性 3 可疑;

2. B超检查结果:0 未做 1 已妊娠 2 未妊娠 3 不能确定 4 其他;

3. 如末次月经不详者,请医生根据B超检查结果推算出孕周,并在备注栏内做好记录。

附件2

妊娠结局随访登记

区县_____　　　　　　　　　　　　　　　　　　　　　　　第　　　页

编号	日期	母亲姓名	年龄	人群分类	地址	电话	妊娠结局	胎/婴儿性别	随访者	备注

注：1. 若为双胞胎或多胞胎请分别填写；

2. 人群分类：填写孕前优生健康检查时的风险评估分类，即一般人群或风险人群的等级（A，B，C，D，X）；

3. 妊娠结局：填写正常活产、早产、低出生体重儿、出生缺陷儿、自然流产、医学性人工流产、治疗性引产、异位妊娠、死胎死产等。

附件 3

早孕随访记录表

（由县级保存）

姓名_____　　年龄_____（周岁）　　联系电话_____
家庭住址_____省（区、市）_____县（市、区）_____乡（镇、街）_____村（居）
随访机构_____省（区、市）_____县（市、区）_____
末次月经时间_____年___月___日
□末次月经日期是否准确　0 否　1 是
□服用叶酸及开始时间　0 未服用　1 停经前至少 3 个月　2 停经前 1—2 月　3 停经后
□服用方法　　　　　　0 未服用　1 规律服用　2 不规律服用
□是否进食肉、蛋类　　0 否　1 是
□是否厌食蔬菜　　　　0 否　1 是
□丈夫有吸烟习惯,是否戒烟　　0 不吸烟　1 是　2 减少　3 不变　4 增加
□妇女本人有吸烟习惯,是否戒烟　0 不吸烟　1 是　2 减少　3 不变　4 增加
□妇女本人有饮酒习惯,是否戒酒　0 不饮酒　1 是　2 减少　3 不变　4 增加
□停经后是否接触下列有害因素　　0 否　　1 是（可多选,打"√"）
　　　□猫、狗　□农药　□放射线　□被动吸烟　□其他_____
□停经后是否有下列症状或疾病　　0 否　1 是（可多选,打"√"）
　　　□阴道流血　　□发热 38.5 ℃以上　　□腹泻　　□腹痛　　□流行性感冒
　　　□病毒性肝炎　□其他_____
□停经后是否用过药物　0 否　1 是（请注明药物名称）_____
□确诊早孕机构
　　1 本机构确诊
　　2 转录其他机构确诊结果（□县级以上医疗保健机构　□县级以上计划生育
　　　　　　服务机构　□乡镇卫生院　□乡级计划生育服务机
　　　　　　构　□其他机构_____）
　　3 其他情况_____
□尿妊娠试验结果　　0 未做　1 阳性　2 阴性　3 可疑
□B 超检查结果　　　0 未做　1 已妊娠　2 未妊娠　3 不能确定　4 其他
　　　　　　　　如为不能确定或其他,请描述_____
□对孕前优生健康检查的评价　0 非常满意　1 满意　2 一般　3 差　4 非常差
日期:_____年___月___日　　　　　随访者签名:_____

附件 4

妊娠结局记录表

（由县级保存）

姓名＿＿＿＿＿＿＿　　年龄＿＿＿＿＿＿＿（周岁）　　联系电话＿＿＿＿＿＿＿

家庭住址＿＿＿省（区、市）＿＿＿县（市、区）＿＿＿乡（镇、街）＿＿＿村（居）

随访机构＿＿＿省（区、市）＿＿＿县（市、区）＿＿＿＿＿＿＿＿＿

□□□本次妊娠结局（可多选，只选一项或两项时从首格填写，后格空着）：

　　　1 正常活产　2 早产　3 低出生体重儿　4 出生缺陷儿（请填写《出生缺陷儿

　　　登记表》）　5 自然流产　6 医学性人工流产　7 治疗性引产　8 异位妊娠

　　　9 死胎死产　10 其他＿＿＿＿＿＿＿＿＿＿＿＿＿＿＿＿＿＿＿

妊娠结局为 1,2,3,4,7,9 的继续填写以下内容：

□胎/婴儿性别　　1 男　2 女　3 两性畸形　4 不详

　出生体重＿＿＿＿＿＿（g）

□是否为多胞胎　　1 是　2 否

　分娩日期＿＿＿＿年＿＿月＿＿日　　分娩孕周＿＿＿＿周

　分娩地点＿＿＿＿省（区、市）＿＿＿＿县（市、区）

□分娩机构　1 医疗机构　2 家中　3 其他（请注明）＿＿＿＿＿＿＿＿＿＿＿＿

□分娩方式　1 阴道顺产　2 阴道助产　3 剖宫产　4 其他＿＿＿＿＿＿＿＿＿＿

□婴儿 42 天内存活状况

　0 非活产　　　　1 存活　　　　2 出生后 7 天内死亡

　3 出生后 8—28 天内死亡　　　4 出生 28 天后死亡

如为多胞胎，请按此表再次填写婴儿情况。

　　日期：＿＿＿＿年＿＿＿＿月＿＿＿＿日　　　　随访者签名：＿＿＿＿

附件5

出生缺陷儿登记表

（由县级保存）

---

1. 患儿家庭情况

父亲 姓名_____ 年龄_____（周岁） 民族_____ 身份证号_____

母亲 姓名_____ 年龄_____（周岁） 民族_____ 身份证号_____

　　　孕次_____ 产次_____ □常住地 1 城镇 2 乡村

现住址_____ 邮编_____ 联系电话_____

2. 患儿基本情况

出生日期____年____月__日 □性别 1 男 2 女 3 两性畸形 4 不详 出生孕周___（周）

出生体重_____（g）□胎儿数 1 单胎 2 双胎(同卵、异卵) 3 三胎以上(同卵、异卵)

□转归 1 存活 2 死胎死产 3 生后7天内死亡 4 生后8—27天死亡 5 生后28—42天

以内死亡诊断依据 □临床 □B超 □尸解 □甲胎蛋白 染色体 □其他

□畸形确诊时间 1 产前 2 产后7天内 3 产后7天以上

3. 出生缺陷诊断

01 无脑畸形 …………………… □	16 并指左 …………………… □
02 脊柱裂 …………………… □	并指右 …………………… □
03 脑膨出 …………………… □	并趾左 …………………… □
04 先天性脑积水 …………………… □	并趾右 …………………… □
05 腭裂 …………………… □	17 肢体短缩[包括缺指(趾)、裂手(足)]
06 唇裂 …………………… □	上肢左 …………………… □
07 唇裂并腭裂 …………………… □	上肢右 …………………… □
08 小耳(包括无耳) …………………… □	下肢左 …………………… □
09 外耳其他畸形(小耳、无耳除外) …… □	下肢右 …………………… □
10 食道闭锁或狭窄 …………………… □	18 先天性膈疝 …………………… □
11 直肠肛门闭锁或狭窄(包括无肛) …… □	19 脐膨出 …………………… □
12 尿道下裂 …………………… □	20 腹裂 …………………… □
13 膀胱外翻 …………………… □	21 联体双胎 …………………… □
14 左侧马蹄内翻足 …………………… □	22 唐氏综合征(21-三体综合征) …… □
右侧马蹄内翻足 …………………… □	23 先天性心脏病
15 左手多指 …………………… □	24 其他 …………………… □
右手多指 …………………… □	请写明病名或详细描述：_____
左脚多趾 …………………… □	_____
右脚多趾 …………………… □	

4. 孕早期情况

患病情况	服药情况	接触农药及其他有害因素
□发烧(>38.5℃)	□磺胺类(名称：　　　)	□农药(名称：　　　)
□风疹	□抗生素(名称：　　　)	□射线(类型：　　　)
□巨细胞病毒	□避孕药(名称：　　　)	□酗酒(　　　两/日)
□肝炎(类型　　　)	□镇静药(名称：　　　)	□化学制剂(名称：　　　)
□其他	□其他	□其他

5. □诊断级别 (1)省级医院 (2)地市级医院 (3)区县级医院 (4)其他_____

填表人_____ 填表机构_____ 填表日期_____年___月___日

附件6

填写说明

《早孕随访表》《妊娠结局记录表》和《出生缺陷儿登记表》是孕前优生健康检查服务及随访的原始记录,应认真填写,填表要求及说明如下。

一、填写要求

1. 如实询问服务对象,开展相关医学检查和随访,依据结果认真填写相关表格,做到不错、不漏、不重。注意复查,认真核对,发现问题,及时更正。

2. 严格遵守保密原则,不得随意泄露服务对象个人信息及检查结果。

3. 一律用蓝色或黑色钢笔填写,要求书写认真,字迹工整清楚。

4. 填写出现笔误时,不要使用涂改液覆盖或用小刀刮除误填的文字或数字,更不要在误填的文字或数字上改写。正确方法应采用红笔,在错误之处画平行的两横线以示删除,在上端写出正确的文字或数字。同时在旁边签名或盖章,写上日期。具体示意如下:

25　李＊＊　2010.5.13
年龄＿＿＿52＿＿＿岁

二、填写说明

(一)填写方法

1. 表中未提示多选的只能选一项。有序号选项的,请在题干前方小方格"□"内填写选项序号。

2. 表中提示可多选的,根据实际情况,请在所选内容前方小方格"□"内画"√"。若已选择"否",则不能同时选择其他选项。

3. 如选项有"＿＿＿＿"需根据具体情况在画线上填写文字或数字。要求语言简洁明确,字迹清晰,不能使用杜撰字或同音字。

4. 检查医师签名:医师完成早孕及妊娠结局随访等服务项目后,分别在各自完成的服务项目下端签名栏内签全名,不能采用盖章代替。

(二)相关问题

1. 早孕随访记录表

(1)服用方法:每天坚持服用叶酸的选择"规律服用",其他情况均选择"不规律服用"。

(2)对孕前优生健康检查的评价:服务对象本人对其所接受孕前优生健康检

查的满意程度。

2. 妊娠结局记录表

(1)本次妊娠结局:填写妊娠结局实际情况。可选择多个选项,请从左侧第一个"□"开始,顺序填写一个或多个妊娠结局。如存在未列出的妊娠结局,请在"其他"后横线处具体注明。

➢早产:指孕满 28 周但不足 37 周的分娩;

➢低出生体重:指胎儿出生体重小于 2 500 g;

➢出生缺陷:指婴儿出生前即已存在的身体结构、功能或代谢的异常。包括:无脑畸形、脊柱裂、脑膨出、先天性脑积水、腭裂、唇裂、唇裂并腭裂、小耳(包括无耳)、外耳其他畸形(小耳、无耳除外)、食道闭锁或狭窄、直肠肛门闭锁或狭窄(包括无肛)、尿道下裂、膀胱外翻、马蹄内翻足、多指(趾)、并指(趾)、肢体短缩[包括缺指(趾)、裂手(足)]、先天性膈疝、脐膨出、腹裂、联体双胎、唐氏综合征(21-三体综合征)、先天性心脏病等;

➢自然流产:妊娠不足 28 周,因自然因素而终止的妊娠;

➢医学性人工流产:妊娠 14 周以内,因优生或疾病等原因而采用手术方法终止的妊娠;

➢治疗性引产:妊娠 14 周及以上,因优生或疾病等原因而采用手术方法终止的妊娠;

➢死胎死产:指孕满 28 周及以上,胎死腹中或娩出时无呼吸、无心跳等生命征象的分娩。

(2)分娩孕周:指妊娠整周数。如妊娠 39 周+6 天,填为 39 周。

3. 出生缺陷儿登记表

(1)根据实际情况填写或从医疗机构转录相关内容。

(2)常住地:产母常住县辖乡者属"乡村";其余属"城镇"(包括市辖区、街道、市辖镇、县辖镇)。

(3)出生缺陷诊断:请在相应出生缺陷名称后面对应的"□"内画"√";如同一缺陷儿有多种缺陷,则在每种缺陷对应"□"内画"√";如有未列出的缺陷,请写出病名或详细描述其特征。

(4)孕早期情况:孕早期指妊娠后最初 3 个月。如孕早期有患病、服药、接触农药及其他有害因素,则请在列出的病名、药名、农药及其他有害因素前面的"□"内画"√",并请在括号内写出具体名称和接触时间。如有未列出的因素,则在"其他"栏注明。

(5)诊断级别:填写最终诊断出生缺陷儿的诊断机构的级别。

孕前优生健康检查项目检验质量管理指南

（2012 年版）

为进一步加强计划生育技术服务和孕前优生健康检查检验质量,规范临床实验室质量控制,保证检验结果的客观性和准确性,更好地为育龄群众提供优质服务,根据国家人口计生委有关文件要求,结合实际,制定本实施方案。

一、开展检验质量控制的目的

为监测和评价我市各级计生服务机构临床实验室工作质量和能力,加强临床实验室管理,规范临床检验行为,纠正存在问题,保证受检者检验结果、报告的准确性和可靠性,维护受检者合法权益。

二、适用范围

各级计生服务机构内开展孕前优生健康检查及落实计划生育技术常规的临床实验室应依照本实施方案开展检验质量控制工作。

三、基本要求

本实施方案所涉及的质量控制指室内质量控制和室间质量评价两方面的基本要求。室内质量控制是为监测实验过程、排除质量环节中所有阶段导致不满意原因而采取的一系列操作技术和活动,是保证临床检验质量的基础。室间质量控制指由第三方机构采用一系列的办法连续地、客观地评价各实验室的实验结果,了解各实验室之间结果的差异,发现实验室本身不易发现的不准确性,帮助其校正,使其结果具有可比性,是一种回顾性评价。

（一）室内质量控制的基本要求

1. 根据卫生部临床检验中心室内质量控制工作指南,各级计生服务机构的临床实验室都必须依照本实施方案认真做好室内质量控制工作。临床检验项目应按规范的检验方法进行,使用的仪器、试剂和耗材应经食品和药品监督管理部门批准。建立各检测项目的规范操作程序文件（SOP 文件）,制定仪器校准、维修、保养程序文件,制定分析前的样品采集、送检、转送及签收的工作规范和流程。按照《临床实验室定量测定室内质量控制指南》(GB/T 20468—2006),认真完成实验后质控数据的统计、制图、失控原因的分析工作,并做到每批检测都要带入质控样品。

2. 为了解和掌握各单位开展室内质控情况,重庆市计划生育技术服务检验质量监测指导中心将进行定期和不定期抽查。定期抽查指抽查开展室间质评当月份的室内质控情况,各实验室应将室内质控记录及质控图按时报市分中心统一评定。不定期抽查根据市人口计生委委托开展。

3. 室内质控品按重庆市计划生育技术服务检验质量监测指导中心的统一要求由各单位自行选购。

(二)室间质量评价的基本要求

1. 按照《临床实验室室间质量评价要求》(GB/T 20470—2006),各级计生服务机构的临床实验室应开展相关项目的室间质量评价活动。在切实做好室内质控的基础上积极参加室间质量评价活动,建立质量管理记录,提高检验结果的准确性和可比性,保证实验室的工作质量。各级计生服务机构以免费孕前优生健康检查项目及落实计划生育技术常规的临床检验内容为重点,定期开展室间质量评价和质量管理,每天开展室内质量控制的基础上,每年参加室间质量评价活动不少于2次。对室间质量评价结果作分析报告,制定纠正措施整改。

2. 室间质控品由重庆市计划生育技术服务检验质量监测指导中心统一下发。

四、开展质量控制项目

(一)室内质量控制项目

1. 开展孕前优生健康检查临床实验室项目

(1)血液常规4项:红细胞、白细胞、血小板计数、血红蛋白测定。

(2)尿液干化学法检验10项:白细胞、蛋白、葡萄糖、隐血、比重、pH、亚硝酸盐、酮体、尿胆原、胆红素。

(3)生化检验3项:血糖、肌酐、谷丙转氨酶。

(4)感染性指标5项:乙肝两对半。

(5)病毒筛查4项:梅毒抗体,风疹病毒-IgG,巨细胞病毒-IgG、IgM,弓形虫-IgG、IgM。

(6)甲状腺功能1项:促甲状腺素(TSH)。

(7)血型2项:ABO血型、Rh血型。

2. 开展计划生育技术服务临床实验室项目:按《常用计划生育技术常规》各项技术服务"术前准备"中规定的临床检验项目,比照孕前优生健康检查临床实验室

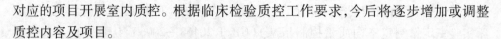

对应的项目开展室内质控。根据临床检验质控工作要求,今后将逐步增加或调整质控内容及项目。

(二)室间质量评价的项目与频度

室间质量评价项目参照室内质控项目,每年不少于 2 次,每项目、每次测 5 份质控样品。

五、室间质量评价成绩评定标准

1. 血液学:采用卫生部临床检验中心"改良偏离指数"(DI 值)和 PT 统计方法。

2. 尿液:采用卫生部临床检验中心的 PT 统计方法。

3. 生化和甲状腺功能:采用美国实验室能力比对检验的评价方式(PT)。

4. 感染性指标和病毒筛查检验类:参照卫生部临床检验中心的评价标准,按每项次得分成绩评定。

5. 逐步增加的质控项目:参照全国计划生育技术服务检验质量监测指导中心、卫生部临床检验中心修订调整的评价标准及要求。

全年总成绩评定参照全国计划生育技术服务检验质量监测指导中心、卫生部临床检验中心的评定方案进行。

六、室间质评结果的公布

参加全市室间质评的单位必须按时将室间质评结果上报重庆市计划生育技术服务检验质量监测指导中心。中心将定时把质评结果下发给各单位,各单位应认真分析本级实验室结果与其他区县实验室比对的差距,查找原因,及时纠正。

每年度末,本中心还将对各单位室间质评结果进行汇总统计,按标准评定成绩。年度评定成绩按时发送给各单位作为年度考核成绩。中心应定期评估分析各级计生服务机构临床实验室的室间质评结果,作出分析报告,并向全国计划生育技术服务检验质量监测指导中心、市人口计生委及相关各单位报送信息,以利于及时得到指导,进一步提高我市计划生育技术服务机构的检验质量。

七、监督检查

重庆市人口计生委委托重庆市计划生育技术服务检验质量监测指导中心开展临床检验质量监督检查工作,并对检查结果进行分析和反馈,提出整改建议在全市通报。各级人口计生行政部门也应依照本实施方案,定期组织人员开展临床检验质量检查工作,不断提高我市人口计生系统临床实验室质量控制水平,确保计划生育技术服务工作更加科学规范。

第 二 部分

项目工作制度

孕前优生健康检查项目技术指导规范
（2012 年版）

一、目的

为了更好地发挥重庆市人口和计划生育科学技术研究院在全市人口和计划生育技术服务中的龙头作用，及时对孕前优生健康检查中所出现的问题提出切实可行的解决方案，从而更好地推进全市各地开展免费孕前优生健康检查工作。依据国家人口计生委（国人口发〔2010〕31 号）、（人口科技〔2011〕64 号）文件和重庆市人口计生委（渝人口发〔2011〕59 号）文件的要求，根据我市开展国家免费孕前优生健康检查工作的实际情况，保证对全市开展的免费孕前优生健康检查工作的技术指导工作落到实处，坚持孕优服务的公益性，保障孕优服务的安全性，提升孕优服务的质量水平，使我市的孕优技术指导工作能够在公开、透明、规范的原则下顺利进行，特制定本指导规范。

二、孕前优生技术指导工作方式

孕前优生技术指导主要采取：举办培训讲座、问卷调查、区县蹲点指导、分片协作会议、组织参观学习、每月抽查评价、QQ 群答疑解难等多种多样的方式，收集基本情况，了解工作动态，发现存在的问题，交流和借鉴别人经验，确保技术服务工作的全方位开展，杜绝责任事故和技术事故的发生。

三、孕前优生技术指导指导对象

重庆市内承担国家免费孕前优生健康检查工作的计划生育技术服务机构或医疗卫生机构及其从事免费孕前优生健康检查服务的各种技术服务人员。

四、孕前优生技术指导内容和方法

（一）临床技术服务指导内容和方法

根据国家免费孕前优生健康检查的服务内容：从健康教育、健康检查、风险评估、咨询指导、追踪随访五方面确定临床技术服务指导内容和方法。

1. 健康教育的临床服务技术指导要点：确保健康教育内容的科学准确、通俗易懂和健康教育方式的多样性。

（1）主要指导要点：查看宣传教育材料（宣传品、宣传教案），检查健康教育活动的工作档案记录表册，听取健康教育人员进行的健康教育讲座，检查健康教育宣传品的发放签收记录，必要时进行公众孕前优生健康检查服务知晓率调查。

（2）采取检查方式：现场抽查有关健康教育工作档案记录材料，有条件时现场听取健康教育讲座。

2. 健康检查的临床服务技术指导要点：确保知情同意及问诊、体格检查、其他辅助检查的完整性、准确性和规范性。

（1）主要指导要点：知情同意书的签署，家庭档案及相关内容的完整性、准确性和规范性。

（2）采取检查方式：现场抽查家庭纸质档案和平时抽查家庭电子档案相结合。现场查看接收服务对象、知情同意、问诊、体格检查、辅助检查的过程是否规范、准确和完整。

3. 风险评估的临床服务技术指导要点：确保风险因素评估完整准确，干预告知完全，具有针对性、适应性、可行性。

（1）主要指导要点：风险评估的合理性、告知书的完全性。

（2）采取检查方式：现场抽查纸质家庭档案和平时抽查电子家庭档案相结合。必要时现场查看对风险人群的告知过程或调查风险人群，了解风险的告知是否合理。

4. 咨询指导的临床服务技术指导要点：确保能提出一般和个性化的优生指导和建议并在交流咨询指导中得到落实。

（1）主要指导要点：一般和个性化的优生指导和建议信息的准确性和完整性，咨询指导文书的记录完整，服务对象自主知情选择及干预措施的可接受性强。

（2）采取检查方式：现场抽查评估咨询指导文书的准确性和完整性，统计可接受性的高低，有条件时参与听取咨询指导。

5. 追踪随访的临床服务技术指导要点：确保对检查对象特别是风险人群的随访、早孕随访及妊娠结局的随访的落实并规范记载，同时能指导对象落实避孕措施。

（1）主要指导要点：对家庭档案随访表格中各项指标记录的准确性、完整性和规范性。

（2）采取检查方式：现场抽查评估家庭档案中的随访表格填写和各项指标记录的准确性、完整性和规范性，抽查对象落实避孕措施情况。必要时电话抽查早孕随访、妊娠结局随访和对象落实避孕措施情况。

（二）临床实验室检验指导内容和方法

根据《医疗废物管理条例》（2003年国务院第380号令）、《病原微生物实验室生物安全管理条例》（2004年国务院第424号令）、《医疗机构临床实验室管理办法》（卫医发〔2006〕73号）等法律法规的规范和《全国临床检验操作规程》等临床检验的技术操作规范的要求，确定临床实验室检验指导内容和方法。

1. 临床实验室检验的基础标准及条件

（1）主要指导要点：实验室分区布局、生物安全和防护的规范性；实验室设备配置的合理性；试剂和耗材的标准性；人员资质可靠性。

（2）采取检查方式：查看现场或现场检查。

2. 标本采集、检测分析、报告发放流程规范

（1）主要指导要点：确保检查对象的检测标本在分析前、分析中、分析后的质量控制，从检查对象的组织、样品采集、运送保存到检测方法和试剂选择、仪器维护、规范操作，以及检验结果审核、登记填发等环节均处于受控状态，确保检验结果真实可靠。

（2）采取检查方式：现场检查相关记录文件的填写及签字情况。

3. SOP文件、记录性文件完整

（1）主要指导要点：建立健全全部SOP文件及记录性文件，并规范记录。

（2）采取检查方式：现场检查。

4. 室内质控和室间质评

（1）主要指导要点：建立健全全部室内质量控制程序文件，并适时进行现场操作评估或现场盲样检查。

（2）采取检查方式：现场检查或现场操作评估或现场盲样检查。

（三）信息管理指导内容和方法

根据《国家人口计生委办公厅关于建立国家免费孕前优生健康检查项目试点工作信息协调员制度和月报告制度的通知》（人口厅发〔2010〕62号）和《国家人口计生委办公厅关于全面贯彻实施〈国家免费孕前优生健康检查项目试点工作技术服务规范（施行）〉的通知》（人口办科技〔2011〕7号）文件精神，确定孕前优生信息管理指导内容和方法。

1. 设立项目信息协调员制度：各区县指定1名项目信息协调员，督促辖区内县、乡服务机构将孕前优生家庭档案表及时准确录入"国家免费孕前优生健康检查服务信息管理系统"。

（1）主要指导要点：建立项目信息协调员制度；及时、准确、完整录入家庭档

案表。

（2）采取检查方式：查阅文件，现场抽查家庭档案与电子档案表核对。

2. 建立月报告制度：每月10日前，统计汇总辖区内接受免费孕前优生健康检查的人数、检查结果、早孕结局、妊娠结局的随访结果等全程数据信息及当月小结，根据要求签章上报。

（1）主要指导要点：建立了月报告制度；及时、准确、完整报告当月技术服务工作报表。

（2）采取检查方式：查阅文件；现场抽查报表。

3. 信息资料管理：服务机构建立优生健康教育活动登记本、孕前优生健康检查登记本、高风险人群评估及咨询指导记录本、孕前优生检查转诊登记本、早孕随访登记本、妊娠结局随访记录本等原始表册，及时登记记录。家庭档案填写规范，保存完整，注重保护个人隐私。

（1）主要指导要点：具有上述原始表册，家庭档案填写规范。

（2）采取检查方式：现场查阅。

4. 数据分析：每月提交家庭档案阳性率分析报告，每3个月提交家庭档案录入质量控制报告，每年提交高危夫妇主要危险因素流行情况报告和待孕夫妇健康现状报告。

（1）主要指导要点：报告的合理性。

（2）采取检查方式：现场查阅上述报告，有条件现场听取报告并告知全市情况。

五、孕前优生技术指导的要求

1. 技术指导人员要做到认真、负责地开展有关指导工作，同时自身必须每年接受有关专业知识和技能培训，不断提高开展技术指导工作的能力和水平。

2. 孕优中心应具备开展工作的场地和条件。

3. 制订年度工作计划，保证其可操作性和可实施性。

4. 确定指导时间

（1）定期指导：确保每年每个项目机构接受至少一次现场指导。

（2）临时性指导：根据项目实施情况，对存在问题和困难的项目机构开展专项指导。

5. 有完整的指导活动记录和资料，包括文字、图片、影音文件等，并存档保存。每年做好年度工作的总结评价。

6. 要不断提高基层满意率。

孕前优生健康检查项目家庭档案质量抽查制度

（2012 年版）

　　免费孕前优生健康检查档案（含纸质档案和电子档案），是记录检查对象参加检查各种信息的原始资料，其质量管理具有以下几个目的：①技术服务安全目的；②法律证据目的；③医学伦理学目的；④技术服务人员培训目的。应按照卫生部《病历书写基本规范》（卫医政发〔2010〕11 号　2010 年 1 月 22 日）对国家免费孕前优生健康检查《家庭档案》的客观、真实、准确、及时、完整、规范等方面进行监控。

　　建立孕前优生健康检查项目《家庭档案》抽查制度，进行即时监控与管理，以便及时发现在开展免费孕前优生健康检查服务过程中影响服务对象安全和服务质量的问题，并予以纠正，促进免费孕前优生健康检查服务工作的持续改进，确保各级技术服务机构能为公众提供安全可靠的技术服务。

一、抽查目的

　　根据《国家规范》的相关规定对《家庭档案》质量进行定期的检查，督促风险评估标准和告知书撰写等规范的落实，及时发现和解决区县项目操作中存在的问题，更好地推进孕前优生健康检查项目的规范开展。

二、抽查对象和范围

　　区县承担孕前优生健康检查项目的计划生育技术服务机构和医疗卫生机构已完成评估的《家庭档案》。

三、抽查评判依据

　　1.《家庭档案》记录的完整性，填写、修改及检测报告单粘贴的规范性等，均按照《国家规范》中《孕前优生健康检查技术服务文书使用说明》的要求进行，见附件 10。

　　2.《家庭档案》的风险评估是否准确、合理的评判，按照风险评估原则及风险评估标准的要求进行评估。

3.《家庭档案》的告知书撰写是否完整、有无过度或错误告知的评判,按照告知书撰写原则及告知要点的撰写模式进行评估。

4. 电子档案的抽查按照重庆市人口和计划生育委员会《重庆市人口和计划生育委员会关于印发免费孕前优生健康检查项目工作技术服务规范(试行)的通知》(渝人口发〔2011〕59 号)和《关于开展基层服务机构评估的通知》(渝人口发〔2012〕10 号)的有关规定进行。

四、抽查内容及评分

(一)《家庭档案》人工抽查

1.《家庭档案》质量:抽查内容包括服务对象是否属于目标人群、男女双方基础信息、知情同意书签署、一般情况、体格检查、实验室检查、影像学检查及随访记录表的填写、修改和相关检测报告单的粘贴是否规范,记录有无漏项、错项等。

记录漏项或错项,纸质档案的填写、修改及报告单的粘贴不规范等,每一项扣5 分。

2. 风险评估质量

(1)风险评估合理:该《家庭档案》评估准确,没有误判的情况。

(2)风险评估不合理:该《家庭档案》的风险评估存在错误,即一般人群被评估判定为风险人群,或风险人群被评估判定为一般人群。

风险人群评为一般人群扣 30 分;一般人群评为风险人群扣 20 分。

3. 告知书质量

(1)告知书完全:该《家庭档案》的告知书的告知要点(包括风险因素、不确定情况和一般情况告知)齐全,语言通俗易懂,简洁规范,无遗漏。

(2)告知书不全:该《家庭档案》的告知书的告知要点(包括风险因素、不确定情况和一般情况告知)有遗漏,部分应告知的要点未告知。

(3)过度或错误告知:该《家庭档案》的告知书的语言过于专业化或繁琐化,或添加临床分析,使对象难以理解,告知内容错误。

漏告知、过度或错误告知每一项扣 5 分。

4. 评估指标及要求

风险评估准确率=风险评估正确的档案数/抽查的档案总数×100%

家庭档案合格率=抽查得分 80 分以上的档案数/抽查的档案总数×100%

风险评估准确率达到 90% 以上为合格,家庭档案合格率达到 90% 以上为合格。

(二)电子档案系统抽查

1. 网络报告信息一致情况:网络信息系统中该档案的必填项目与医生填写的《家庭档案》信息相符,为一致,反之为不一致。共100分,一项不符扣5分,扣完为止。

2. 评估指标及要求

电子档案合格率=得分80以上的档案数/抽查的档案总数×100%

电子档案合格率达到90%以上为合格。

五、检查形式

1.《家庭档案》抽查

(1)组织专家组对各区县的《家庭档案》进行抽查,包括电子档案和纸质档案,累计全年抽查1%的《家庭档案》。

(2)专家组将抽查结果填写《孕前优生检查项目档案抽查评价意见表》,及时反馈给区县,作为质量改进的参考依据。各区县如对评价结果有异议,可以书面形式提出异议并要求专家组复查。

2. 电子档案抽查

(1)孕优数据分中心每月对各区县进行抽查,累计全年抽查1%的《家庭档案》。

(2)各区县按照抽到的档案编号将被抽查到的家庭档案纸质复印件递交孕优数据分中心。

(3)孕优数据分中心对纸质档案复印件进行填写档案完整情况和对应电子档案的网络报告信息一致情况检查。

3. 区县自查

(1)各区县建立自查制度,每月抽查10份以上上月完成的《家庭档案》,累计全年抽查8%的《家庭档案》。

(2)认真填写《家庭档案区县自查记录表》,将抽查的档案编号及存在的问题详细记录,由区县自行保留自查记录以备专家组抽查。

孕前优生健康检查项目信息管理工作规范

（2013 年版）

根据《国家人口计生委关于建立国家免费孕前优生健康检查项目试点工作信息协调员制度和月报告制度的通知》（人口厅发〔2010〕62 号）和《重庆市人口和计划生育委员会关于印发免费孕前优生健康检查项目工作技术服务规范（试行）的通知》（渝人口发〔2011〕59 号）及《重庆市人口计生委关于做好免费孕前优生健康检查项目信息管理工作的通知》（渝人口办发〔2012〕11 号）精神，确定我市孕前优生信息管理工作规范。

一、国家免费孕前优生健康检查项目信息管理系统简介

《国家免费孕前优生健康检查项目信息管理系统》包含医疗服务信息系统、统计报告信息系统、咨询交流信息系统和高风险人群数据库系统四大系统。医疗服务信息系统根据国家免费孕前优生健康检查项目流程，按照服务提供者的角色又分为四个子系统，分别是临床医生系统、临床检验系统、医学影像系统和随访管理系统；统计报告信息系统为管理者提供档案检索、工作量统计与数据分析报表功能，通过权限划分，实现了服务机构筛查量汇总统计功能，对档案的完成进度进行自动分析，并提供自动生成统计报表的功能；咨询交流信息系统由视频会议系统、工作交流论坛、远程培训系统、系统使用指南、专家知识系统、数字家庭系统六大部分构成，系统与客户端共同支持在线即时交流，为参与孕前优生健康检查项目的技术服务人员提供了知识获取的多元信息途径，实现对服务对象的纵向管理与跟踪服务。

可登录以下系统网站浏览：

国家免费孕前优生健康检查项目医疗服务信息系统访问网址；

国家免费孕前优生健康检查项目统计报告信息系统访问网址；

国家免费孕前优生健康检查项目咨询交流信息系统访问网址；

国家免费孕前优生健康检查项目高风险人群数据库系统访问网址；

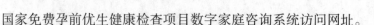

国家免费孕前优生健康检查项目数字家庭咨询系统访问网址。

二、国家免费孕前优生健康检查项目信息管理工作内容

(一)市孕前优生数据分中心主要工作内容

1. 市孕前优生数据分中心每月5日前通过孕优信息系统汇总、上报各区县上月孕优项目技术服务工作月统计报表和孕优项目妊娠结局月统计报表。

2. 建立《国家免费孕前优生健康检查家庭档案表录入质量控制制度》,每季度以1%比例对电子家庭档案数据录入质量进行核查。

3. 按需对全市技术服务人员和管理人员使用免费孕前优生健康检查项目信息管理系统提供培训和指导,及时解答项目区县疑难问题。

4. 每季度提交孕前优生家庭档案表分析报告,每年提交高危夫妇主要危险因素流行情况报告和待孕夫妇健康现状报告。

5. 接受国家中心技术指导,按要求上传我市孕前优生健康检查相关信息和数据,完成数据交汇和传输。

6. 在市人口信息中心协助下,采取网络安全保障措施,确保数据安全。

(二)区县孕前优生数据终端主要工作内容

1. 区县数据终端每月底前将当月《家庭档案表》信息及时准确录入孕前优生医疗服务信息系统。每月1日将本区县孕前优生工作小结通过 cqyqys@126.com 邮箱上报至市孕优数据分中心。

2. 严格执行《国家免费孕前优生健康检查家庭档案表录入质量控制制度》,每季度以1%比例对电子家庭档案数据录入质量进行核查。

3. 按需对本区县技术服务人员和管理人员使用免费孕前优生健康检查项目信息管理系统提供培训和指导,及时解答技术服务人员和管理人员疑难问题。

4. 每季度提交孕前优生家庭档案表分析报告,每年提交高危夫妇主要危险因素流行情况报告和待孕夫妇健康现状报告。

5. 接受市孕前优生数据分中心技术指导。

6. 采取网络安全措施,确保系统账号、密码安全。

三、信息协调员和数据录入员

(一)信息协调员

1. 设立信息协调员。各区县要指定一名信息协调员,负责辖区内国家免费孕前优生项目信息管理工作;承担免费孕前优生健康检查服务的县级和乡级服务机

构也要指定专人,协助开展信息管理相关工作。

2.信息协调员条件。工作认真,责任心强;熟悉国家免费孕前优生项目工作管理要求、服务内容和服务流程;具备信息技术基础,能够熟练操作计算机和相关软件。

3.信息协调员职责。全面了解本辖区国家免费孕前优生项目工作进展及相关数据信息;指导辖区内定点服务机构做好服务信息管理工作;督促辖区内定点服务机构将孕前优生健康检查个案信息及时准确录入"国家免费孕前优生健康检查项目信息管理系统",个案信息包括夫妇基础信息及接受健康检查、风险评估、咨询指导、早孕及妊娠结局随访信息等;定期统计汇总辖区内免费孕前优生健康检查技术服务数据,按要求及时准确上报。

(二)数据录入员

1.固定数据录入员。各区县固定2~3名家庭档案表数据录入员,负责辖区内国家免费孕前优生项目家庭档案表录入工作。

2.数据录入员条件。工作认真,责任心强;熟悉国家免费孕前优生项目工作管理要求、服务内容和服务流程;具备医学背景,能够熟练操作计算机和相关软件。

四、家庭档案表录入质量控制

(一)家庭档案表管理

对于需要修改完成状态的家庭档案,各县级信息协调员需要按日汇总后,将所有需要修改的档案信息汇总在《家庭档案修改标准申请表》中,通过电子邮件的方式提交省级数据分中心管理员统一处理。省级数据分中心管理员应在收到申请邮件的2个工作日内完成状态修改,对于未能修改成功的档案,需要在申请表的备注中注明原因,并将申请表处理结果通过电子邮件的方式反馈县级信息员,同时将原始申请表保存在本地计算机中归档。

修改流程:县级信息员提交申请→省级信息员身份验证后处理申请→申请归档→反馈处理结果。

清空数据库申请,需要由各省级数据分中心管理员汇总后,统一通过电子邮件提交国家数据中心管理员进行处理。

对于超过省级处理时限的档案完成状态修改申请,可由省级数据分中心管理员汇总后,统一通过电子邮件提交国家数据中心管理员处理。

注意事项:

1.数据修改申请的提交者的最低权限应为县级,提交者必须是县级信息员。

非信息员提交的申请,省级管理员有权进行驳回,不予处理。

2. 县级信息协调员需要严格按照各类申请表格填写说明,认真填写,核对无误后通过电子邮件附件向省级管理员提交申请。

3. 省级管理员处理的各类申请均必须将原始申请保存在本地计算机,并建立独立文件夹归档(文件夹分为账号管理文件夹和档案管理文件夹),归档申请表的命名规则为"申请机构名称+申请邮件日期",如"重庆市 XX 区县 2010. 1.1"便于查找。

4. 管理员完成操作后,务必退出系统,保证数据安全。

(二)家庭档案表必录项目

除国家孕优信息系统要求必录项目外,结合我市风险人群评估指标,确定家庭档案表必录项目,见《孕前优生健康检查项目家庭档案必填项》。

(三)家庭档案表录入质量抽查

每月,市孕前优生数据分中心根据区县上月完成档案表数量,按照 1% 比例抽查,并于下月通报中通报抽查情况。家庭档案表质量满分(100 分),由以下三部分构成。

1. 网络报告信息一致率(60 分)

(1)标准:网络信息系统中该档案的必填项目与医生填写的家庭档案信息全部相符,为一致,反之为不一致。

(2)网络报告信息一致率=录入一致的档案数/抽查档案数×100%。

(3)得分=一致率(%)×60 分。

2. 网络报告准确率(20 分)

(1)标准:网络信息系统中的项目填写完整,合乎逻辑,可视为档案填写准确。反之则视为档案填写不准确。

(2)网络报告准确率=录入准确档案数/抽查档案数×100%。

(3)得分=档案准确率(%)×20 分。

3. 医生填写档案完整率(20 分)

(1)标准:家庭档案的必填项目,缺任一项,则为不完整。

(2)填写完整率=填写齐全档案数/抽查档案数×100%。

(3)得分=档案完整率(%)×20 分。

五、孕前优生信息资料管理

各区县服务机构建立《优生健康教育活动登记本》《孕前优生健康检查登记本》《高风险人群评估及咨询指导记录本》《孕前优生检查转诊登记本》《早孕随访登记本》《妊娠结局随访记录本》等原始表册，及时登记记录。孕前优生家庭档案表填写规范，保存完整，注重保护个人隐私。

孕前优生健康检查项目信息安全管理办法
（2012 年版）

第一章 总 则

第一条 为规范孕前优生信息安全管理,确保孕前优生项目个体信息、群体数据和生物标本安全,根据《信息安全等级保护管理办法》《国家人口计生委办公厅关于加强国家免费孕前优生健康检查项目信息安全管理工作的通知》《重庆市全员人口统筹管理信息系统信息安全管理办法(试行)》制定本《办法》。

第二条 本办法适用对象包括重庆市各级人口计生部门、事业单位、受委托承担国家免费孕前优生健康检查服务的定点医疗机构及相关工作人员。

第三条 国家免费孕前优生健康检查项目信息包括计划怀孕夫妇个体信息、群体信息和生物标本信息。

第二章 信息安全管理机构及职责

第四条 各级人口计生部门、事业单位依据《重庆市全员人口统筹管理信息系统信息安全管理办法(试行)》成立人口信息安全工作小组,负责本单位孕前优生信息安全工作。法定代表人为本单位孕前优生信息安全责任人,对本单位孕前优生信息安全工作负主要领导责任;信息协调员、录入员和相关人员是本单位孕前优生信息安全工作直接责任人,负责对本单位孕前优生信息安全的日常管理工作。

第五条 市人口信息中心主要职责。

(一)负责系统运行平台所需的防病毒和防入侵检测,保证数据库和网络安全;

(二)负责日常数据库维护和数据备份,监控故障并进行排查;

(三)负责采取相应的网络安全保障措施,确保数据安全。

第六条 市人口计生研究院孕优数据分中心主要职责。

(一)负责全市数据质量符合、修改申请审查、完成状态修改;

(二)负责全市用户账号管理,确保系统账号和密码安全;

(三)负责数据收集、存储、交汇、传输、分析等工作中的信息安全。

第七条　各区县计划生育技术服务机构负责下列工作的信息安全管理。

（一）对收集的服务对象个人信息和检查结果严格保密；

（二）建立完善生物标本收集、运输、检测、保存、处理等操作规程，确保生物标本信息安全；

（三）负责采取相应的网络安全保障措施，确保系统账号和密码安全；

（四）负责委托承担国家免费孕前优生项目的定点医疗机构信息安全管理。

第八条　各区县人口计生委应当确定1名信息协调员、2名以上数据录入员，负责所在辖区免费孕前优生健康检查项目信息安全管理、家庭档案录入工作。

第三章　安全防范措施

第九条　各级人口计生部门、技术服务机构应当加强对接触免费孕前优生项目信息的重要岗位管理，严格技术规范，不得擅自公开、传播或发布服务对象的检查结果和个人信息。

第十条　各级人口计生部门、技术服务机构应当制定免费孕前优生健康检查技术服务家庭档案管理制度和信息保密制度，对收集的服务对象个人信息和检查结果严格保密。

第十一条　计划生育技术服务机构及其工作人员提供免费孕前优生健康检查服务，应在夫妇双方充分知情同意基础上，签订知情同意书。

第十二条　计划生育技术服务机构暂时不能开展的实验室检验项目，原则上应当委托给公益性医疗卫生机构承担，并与其签订合作协议和保密协议，明确信息安全保密要求。

第十三条　严禁任何单位和个人将孕前优生项目涉及的人类遗传资源出口、出境、买卖或以其他形式对外提供。

第十四条　孕前优生项目涉及的人类遗传资源数据、资料、标本等，其所有权归项目组织单位，未经许可不得公开、发表、转让、申请专利或以其他形式向他人披露。

第十五条　未经批准，不得擅自利用孕前优生项目数据信息与其他机构开展合作研究；不得擅自将项目数据信息及研究分析结果提供给市人口计生委以外的任何机构和个人；不得擅自在公开刊物上登载发表。如确属工作需要提供或发表，必须经市人口计生委批准，同时报备国家人口计生委。

第十六条　免费孕前优生项目信息实行层级式管理，各区县信息协调员负责对辖区内数据质量初审、完成状态修改、提交超期修改申请和测试数据删除申请。市孕前优生数据分中心负责全市免费孕前优生项目数据质量符合、修改申请初审、完成状态修改。

第十七条   孕前优生信息管理系统账号由信息协调员负责管理。市孕前优生数据分中心负责市级用户账号管理,区县信息协调员负责本辖区内用户账号管理。区县信息协调员应当严格按照用户类型分配系统账号,不得越权操作。

信息协调员应当是国家机关、事业单位在编人员,并保持稳定。确需变更,应在 2 个工作日内书面报告市孕前优生数据分中心变更账号并做好登记。

第十八条   区县账号密码丢失要及时报告市孕前优生数据分中心重设。

第四章   监督检查

第十九条   市和各区县人口计生委应当定期对开展孕前优生项目单位的信息安全保密工作情况进行监督检查,指导督促信息安全保密管理措施落实。

第二十条   计划生育技术服务机构和受委托开展孕前优生健康检查的医疗保健机构应当按照本办法和安全保密协议的规定,做好安全保密工作。

第二十一条   计划生育技术服务机构和受委托开展孕前优生健康检查的医疗保健机构应当将孕前优生服务信息安全管理作为保密工作的重要内容定期开展自查,发现信息安全问题及时纠正。

第五章   责任追究

第二十二条   各级人口计生部门、技术服务机构违反本《办法》,委托不符合安全保密条件的单位开展孕前优生健康检查的,将给予通报批评,并责令限期纠正。

第二十三条   各级人口计生部门、技术服务机构和受委托的单位违反国家保密法律法规、《重庆市全员人口统筹管理信息系统信息安全管理办法(试行)》和本《办法》规定,致孕前优生健康检查项目个体信息、群体信息、人类遗传资源信息泄密,造成不良影响的,对所在单位和负有责任的领导和个人给予通报批评;对造成严重不良后果的,建议纪检监察机关进行责任追究;构成犯罪的,移交司法机关,依法追究其刑事责任。

第二十四条   受委托开展孕前优生健康检查的单位及其工作人员未履行保密协议规定,造成孕前优生信息泄露的,按照协议规定处理,将视情节轻重建议有关部门进行责任追究。

第六章   附则

第二十五条   本办法由重庆市人口和计划生育委员会负责解释和组织实施。

第二十六条   本办法自公布之日起试行。

第 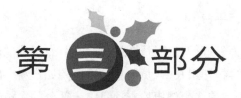 部分

项目质量控制

孕前优生健康检查项目临床质量控制

一、临床质控工作平台

整合技术力量全面发挥孕优项目技术支撑作用,专门成立临床工作组,由2名正高级职称的临床医生担任组长,成员包括三甲医院妇产科、儿科、男科等10余名中高级专业人员,承担孕前优生健康检查项目临床部分的人员培训、技术指导和质量控制工作。

二、临床质控内容

以国家规范为准则,确定孕优临床质量控制的主要环节及内容包括:机构设置、人员配置、检查流程、风险评估、结果告知、跟踪随访。

三、临床项目实施规范

按照需求分析、计划制订、组织实施和效果评估的科学步骤,孕优项目临床专家团队协作,共同研究制定风险评估分类标准、告知撰写规范、随访服务规范等"一揽子"技术文本,细化技术规范,提高规范的可行性和操作性,统一全市质量要求,保证了项目运行临床工作全过程质量控制。目前,已形成《孕优临床质量管理指南》《孕前优生风险评估标准及告知撰写规范》《孕前优生技术指导规范》《档案抽查工作规范》《孕前优生健康检查随访规范》《家庭档案抽查告知书评分项目》《〈家庭档案〉检查记录表(区县自查)》《重庆市孕前优生健康检查〈家庭档案〉抽查评价意见(市级抽查)》《家庭档案必填项》和《孕前优生健康处方》等临床相关的质控文本。

四、临床质控指标体系

1. 目标人群准确率95%以上。

目标人群准确率=抽查各区县参检对象的符合人数/抽查参检的总人数×100%

数据来源:全员人口信息系统 PIC 比对、孕优数据库查对、电话抽查(第三方抽查)。

2. 纸质、电子档案合格率达 90% 以上。

纸质、电子档案合格率=抽查纸质、电子档案合格数/抽查纸质、电子档案总数×100%

数据来源:现场抽查、档案抽查、电话抽查(第三方抽查)。

3. 风险评估准确率 90% 以上。

风险评估准确率=抽查纸质、电子档案风险评估的准确数/抽查纸质、电子档案总数×100%

数据来源:现场抽查、纸质档案抽查、电子档案抽查。

4. 参检怀孕人群跟踪随访率 80% 以上。

参检怀孕人群跟踪随访率=随访已孕人数/受检妇女总人数×100%

数据来源:孕优数据库、电话抽查(第三方抽查)。

5. 风险因素漏判率。

风险因素漏判率=单因素漏判档案数/受检档案数×100%

数据来源:孕优数据库。

6. 告知书撰写准确率。

告知书撰写准确率=抽查纸质、电子档案告知书撰写的准确数/抽查纸质、电子档案总数×100%

数据来源:现场抽查、纸质档案抽查、电子档案抽查。

7. 档案真实率。

档案真实率=抽查档案中真实档案数/抽查的档案数×100%

检查的完整性=抽查档案中服务对象完整接受检查项目的档案数/抽查的档案数×100%

数据来源:电话抽查(第三方抽查)。

8. 咨询指导率。

咨询指导率=抽查档案中服务对象接受到咨询指导的档案数/抽查的档案数×100%

告知的及时性=抽查档案中服务对象及时收到告知书的档案数/抽查的档案数×100%

数据来源:电话抽查(第三方抽查)。

9. 服务满意率。

服务满意率=抽查档案中服务对象满意的档案数/抽查的档案数×100%

数据来源：电话抽查（第三方抽查）。

五、质量控制办法

1. 建立日常质量监控制度。

（1）每月（分别）开展1%纸质档案、电子档案的抽查。检查重点为录入准确性、档案完整性、风险评估和告知准确性。

（2）每月开展服务对象电话抽查，检查重点为服务真实性、完整性、告知及时性、咨询指导和服务满意率。

（3）每季度线上数据进行横向、纵向比较各地区各项目检查数据，锁定数据异常、检查结果偏倚严重的检查机构。

（4）每季度线下数据进行单因素风险漏查的抽查，发现风险评估标准掌握欠佳的地区和个人。

（5）每季度线上数据进行评估档案质量监测，通过评估完成率、逾期评估率了解风险评估质控的效果。

（6）每季度线上数据进行随访档案质量监测，通过随访率和失访率、随访逾期率了解随访规范和质控的效果。

2. 建立现场质量评估制度，每年对项目区县进行一次以上现场质量评估，全面评价项目质量。

六、质量提升措施

1. 开展孕前优生健康检查临床工作上岗前培训，坚持每次培训前后进行评估，反馈培训质量和效果。

2. 分片联系指导，建立分片包干联系负责制，实现指导工作的全覆盖。书面反馈现场指导意见，督促后期整改情况。

3. 专家蹲点指导，对新启动项目和存在较多技术困难的区县采取专家蹲点的指导方式，专家到区县蹲点一周，手把手带教，帮助区县建立科学合理的检查流程和规范关键技术的实施。

4. 专家带教指导，分批安排区县技术人员到研究院短期学习关键技术。

5. 进修实训指导，分批安排区县技术人员到我院进修学习，一对一指导规范的落实。

6.指导各试点区县成立风险评估小组,建立风险人群评估讨论制度。

7.指导区县临床工作人员撰写孕优数据分析报告。一是对各区县结果进行了汇总,便于资料的查询,同时各区县能够全面掌握本区县的实际情况,发现问题,以便下一阶段解决;二是对全市的数据进行了梳理,能够进行查漏补缺,能够全面掌握区县的结果差异性;三是对每一年的结果进行分析,能够了解逐年的变化趋势,掌握长期的变化特点。

8.主管部门不定期召开孕优工作专项通报会和督导会,质控成绩纳入会议督导内容和年度目标考核内容。2012 年主要是保障指标(机构、人员、设备、人群覆盖率和档案合格率),2013 年主要为质量指标(室间质评、目标人群准确率、妊娠人员随访率、纸电档案一致率、高风险人群比例),2015 年要求重视三个环节的质量(风险评估、检验和随访),2016 年仍旧注重质量指标(风险评估准确率和家庭档案合格率),2017 年注重随访和结局质量指标(风险评估准确率、分析人群一年妊娠率、早孕随访率、妊娠结局随访率和双方分析率)。

孕前优生健康检查项目临床质量控制详例——风险评估

1. 建立临床风险评估专家组。

2. 专家组筛选出风险因素评估指标,建立 A,B,C,D,X 风险因素分类法。

3. 形成《孕前优生风险评估标准及告知撰写规范》和《孕前优生健康检查项目〈家庭档案〉抽查规范》。

4. 确定质控体系指标。

风险评估准确率达到90%以上为合格。

风险评估准确率=风险评估正确的档案数/抽查的档案总数×100%

5. 开展质量控制。

每月开展1%纸质档案抽查。重点检查《家庭档案》的风险评估是否合理的评判,应按照风险标准及告知要点、一般情况及告知要点的要求进行评估。

评判标准:

➤风险评估合理:该家庭档案评估准确,没有误判的情况;

➤风险评估不合理:该家庭档案的风险评估存在错误,即一般人群被评估判定为风险人群,或风险人群被评估判定为一般人群。

6. 质量提升措施。

➤举办风险评估专项集中培训;

➤一对一带教指导;

➤专家蹲点指导指导;

➤督促各试点机构成立风险评估小组并建立风险人群评估讨论制度。

孕前优生健康检查项目质量控制方案

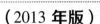

（2013 年版）

一、指标要求

1. 目标人群覆盖率80%以上。

人群覆盖率=2013 年各区县免费孕前优生健康检查人数/2013 年目标人群数×100%

数据来源：孕优数据库。

2. 目标人群准确率95%以上。

目标人群准确率=2013 年抽查各区县参检对象的符合人数/抽查参检的总人数×100%

数据来源：PIC 比对、孕优数据库查对、电话抽查。

3. 参检怀孕人群跟踪随访率80%以上。

参检怀孕人群跟踪随访率=随访已孕人数/受检妇女总人数×100%

数据来源：孕优数据库、电话抽查。

4. 孕优检验合格率100%，全国孕优临床检验室间质评继续保持全国先进水平。

数据来源：国家、重医、研究院现场比对。

5. 纸质、电子档案合格率达90%以上。

纸质、电子档案合格率=抽查纸质、电子档案合格数/抽查纸质、电子档案总数×100%

数据来源：现场抽查、档案抽查、电话抽查。

明确具体指标：如风险评估准确率、家庭档案合格率、电子档案合格率等。

二、质量控制内容与措施

1. 数据库逻辑检查

（1）PIC：比对符合政策参检情况。

（2）孕优数据库：检查时间、末次月经时间与早孕和妊娠随访内容之间的逻辑关系；单一风险指标与风险判定之间的逻辑关系。

2. 现场抽查

（1）档案完整性。

（2）风险评估和告知的准确性。

（3）模拟咨询服务过程。

（4）检验盲样比对（国家、重医、研究院）。

3. 电话抽查

（1）对象准确性核实。

（2）参检时间核实。

（3）问诊查体核实。

（4）风险干预核实。

（5）随访情况核实。

4. 档案抽查

（1）录入准确性检查。

（2）档案完整性检查。

（3）风险评估和告知准确性检查。

5. 蹲点指导：横向、纵向比较检查数据，对数据异常的区县通过蹲点指导查找原因并解决问题。

孕前优生健康检查项目准入评估表

（2016 年版）

编号	项目	评估内容 内容	结果 有（是）	结果 无（否）	得分	评分	评估细则 备注及说明
1	机构资质（20分）	服务机构取得《医疗执业许可证》，能够独立承担全部技术工作				①有20分；②无0分	现场查阅文件
2		健康教育室				①有1分（设备缺1项扣0.1分）；②无0分	挂图，模型，电脑，投影仪，音像设备
3		咨询室				①有1分（设备缺1项扣0.1分）；②无0分	桌子，椅子，挂图，图片，模型，宣传折页，常用避孕药具等
4	科室设备（10分）	女性检查室				①有2分（设备缺1项扣0.1分）；②无0分	诊查桌椅，听诊器，血压计，体重计，一般检查床，多功能妇科检查床，器械桌，妇科检查器械，手套，臀垫，屏风，洗手池，污物桶，消毒物品，棉拭子，试管，弯头灯
5		男性检查室				①有2分（设备缺1项扣0.1分）；②无0分	诊查桌椅，听诊器，血压计，体重计，一般检查床，男科检查床，器械桌，睾丸测量子，一般检查手套，屏风，洗手池，污物桶，量用具，消毒物品
6		检验室				①有2分（设备缺1项扣0.1分）；②无0分	三分类血细胞分析仪，半自动尿液分析仪，全自动生化分析仪，化学发光免疫分析仪，双目电光显微镜（移液器），培养箱，酶标分析仪，洗板机，加样枪，排枪，小型离心机，真空采血管，血液运输箱，医用冰箱，电脑，打印机

续表

编号	评估内容		结果		得分	评估细则	
	项目	内容	有(是)	无(否)		评分	备注及说明
7	科室设备(10分)	超声检查室				①有1分(设备缺1项扣0.1分);②无0分	数字化B型超声诊断仪、B超工作站、检查床
8		档案室				①有1分(设备缺1项扣0.1分);②无0分	电脑及数据库软件、档案柜
9	人员要求(8分)	健康教育				①有1分;②无0分	从事健康教育的人员应为接受过相关业务培训的医护人员
10		病史询问				①有1分;②无0分	从事病史询问人员须具备执业医师或执业助理医师资质
11		体格检查				①有1分;②无0分	从事体格检查人员须具备执业医师或执业助理医师资质
12		B超检查				①有1分;②无0分	从事B超检查人员须具备执业医师或执业助理医师资质
13		风险评估				①有1分;②无0分	从事风险评估的人员须取得主治医师及以上技术职称
14		一般人群咨询指导				①有1分;②无0分	从事一般咨询指导的人员须具备执业医师或执业助理医师资质
15		风险人群咨询指导				①有1分;②无0分	从事风险人群咨询指导的人员须取得主治医师及以上技术职称
16		实验室人员				①有1分;②无0分	临床实验室专业技术人员须具有相应的专业学历和资质

序号	项目	内容		分值	查阅方法
17	人员培训（2分）	新任负责孕前项目相关工作的人员是否接受岗前培训		①是1分;②否0分	查阅培训记录或相关文件
18		所有业务人员是否参加国家级或省级孕前项目培训		①是1分;②否0分	查阅培训记录或相关文件
19	工作档案（1分）	按照国家规范要求记录		①有1分（档案缺1项扣0.1分）;②无0分	（1）优生健康教育活动登记本;（2）孕前优生健康检查登记本;（3）风险评估讨论记录本;（4）高风险人群告知咨询及答询指导登记本;（5）孕前优生健康检查转诊登记本;（6）高风险人群随访登记本;（7）早孕随访登记本;（8）妊娠结局随访记录本;（9）出生缺陷儿汇总表
20	工作制度（5分）	孕前优生健康检查工作人员岗位职责		①有1分;②无0分	现场查阅文件
21		孕前优生健康检查工作人员培训、业务学习制度		①有1分;②无0分	现场查阅文件
22		孕前优生健康检查会诊制度		①有1分;②无0分	现场查阅文件
23		特殊病案讨论制度		①有1分;②无0分	现场查阅文件
24		孕前优生健康检查自查制度		①有1分;②无0分	现场查阅文件

续表

编号	评估内容		结果		评估细则	
	项目	内容	有（是）	无（否）	得分　评分	备注及说明
25	服务流程（10分）	是否建立完整合理的孕前检查操作流程			①有5分;②无0分	现场检查
26		检查现场设置清晰的孕前检查导引标识			①有5分;②无0分	现场检查
27	健康教育（5分）	开展孕前优生的健康教育活动			①有5分(缺1项扣1分);②无0分	设置孕前优生健康教育宣传栏,发放优生健康教育宣传册、彩页或教育音像制品
28	临床工作（10分）	病史询问			①合格2分;②不合格0分	参照国家技术规范现场考核
29		体格检查			①合格2分;②不合格0分	参照国家技术规范现场考核
30		风险评估和告知书的撰写			①合格2分;②不合格0分	参照国家技术规范现场考核
31		普遍性指导			①合格2分;②不合格0分	参照国家技术规范现场考核
32		个性化指导			①合格2分;②不合格0分	参照国家技术规范现场考核
33	实验室工作（20分）	实验室分区布局			①有2分(缺1项扣0.5分);②无0分	(1)按功能设置污染区、清洁区、(半污染区);(2)各功能区之间有隔离有标识;(3)各功能管理条例》妥善处理医疗垃圾;(4)按照《医疗废物管理条例》妥善处理医疗垃圾
34		生物安全			①有2.5分(缺1项扣0.5分);②无0分	(1)有生物安全管理制度及安全操作规程;(2)有生物安全管理制度及安全操作规程;(3)有医疗废弃物的处理的规定和要求;(4)垃圾箱、垃圾袋有分类的明显标识;(5)设置有洗手池,洗眼器等安全防护设施

序号	大项	项目	内容	评分
35		仪器器设备试剂耗材	(1)检测所需的仪器设备、试剂、耗材符合国家规定,有批准文号;(2)实验室检测设备是否定期校准	①是2分(缺1项扣1分);②无0分
36		SOP文件	建立如下检测SOP文件:(1)阴道分泌物检查;(2)淋病奈瑟菌检测;(3)沙眼衣原体检测;(4)血常规检测;(5)尿常规检测;(6)血型鉴定;(7)血清肌酐测定;(8)肝功能检测(ALT);(9)乙肝五项检测,促甲状腺素(TSH)检测(外检的不需);(10)梅毒血清学筛查;(11)血清抗巨细胞病毒抗体测定;(12)血清抗风疹病毒抗体测定;(13)血清抗弓形虫抗体测定	①是6.5分(缺1项扣0.5分);②否0分
37	实验室工作(20分)	实验室质量管理记录	(1)环境温度记录;(2)环境湿度记录;(3)试剂使用记录;(4)室内质控记录;(5)检测结果记录;(6)样本保存记录(7)仪器维护保养记录;(8)冰箱温度记录;(9)废弃物处理记录;(10)环境消毒记录;(11)人员培训考核记录是否信息完整	①是5.5分(缺1项扣0.5分);②否0分
38		上一年度是否参加过国家或省级临床实验室检验室间质评	查阅相关文件记录	①是0.5分;②无0分
39		有无室间质评报告	查阅质评报告	①有1分;②无0分

续表

编号	评估内容		结果		得分	评估细则	
	项目	内容	有(是)	无(否)		评分	备注及说明
40	影像学检查(1分)	影像学报告				①是1分(缺1项扣0.1分,扣完为止);②无0分	参照国家技术规范现场考核记录是否规范(妇科超声常规检查主要观测子宫和附件形态,大小、内部回声,位置及毗邻关系,活动程度等)
41	随访工作(3分)	随访人员				①是1分;②无0分	指定专人
42		随访时间				①是1分;②无0分	早孕随访间隔时间是否规范
43		随访方式				①是1分;②无0分	电话随访、上门随访、门诊随访
44	家庭档案(2分)	档案填写				①合格2分(不规范1处扣0.1分,扣完为止);②不合格0分	参照《孕前优生健康检查技术服务文书使用说明》考核
45	信息管理(3分)	项目信息员				①是1分;②无0分	指定专人
46		信息录入				①合格1分;②不合格0分	现场考核
47		信息管理制度或规范				①有1分;②不合格0分	查阅相关文件记录
总分							
机构							
评分人							
建议							

孕前优生健康检查项目评价指标体系
（2012 年版）

一、目的

为评判重庆市国家免费孕前优生健康检查项目实施现状、阶段性效果、目标人群干预成效及社会价值,建立综合评价指标体系。

根据项目技术规范,从决策、管理、服务和目标人群四个层面上分析其与项目实施有关的影响因素,评价干预措施的针对性、有效性和经济性。

二、内容

围绕项目服务目的,评判目标人群的计划妊娠比例是否提高、计划怀孕夫妇的孕前风险防范意识是否增加、计划怀孕夫妇健康状况改进程度、出生缺陷等不良妊娠结局的风险因素的变化(降低或消除)以及服务体系能力与服务质量等阶段性目标是否现实。

三、框架

（一）框架一

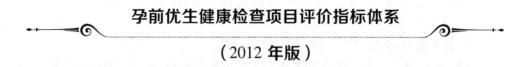

注:卫生服务评价框架。

框架一指标：

1. 工作指标（结构）

工作基础：机构设置、执业准入、人员配置、设施设备、技术水平。

目前的工作标准：覆盖率、准确率、检查率、随访率。

2. 技术指标（过程）

（1）技术能力：检验水平、风险评估、档案管理。

目前的技术标准：风险评估准确率、检验室间质评合格率、档案抽查合格率。

（2）服务能力：服务连接性、服务完整性、服务反应性评价。

目前的服务标准：及时评估率、风险人群夫妇共同参检率、男女参检比例、妇女系统参检率（接受所有检查项目）、风险人群面对面咨询指导率、早孕主动报告随访率、服务满意率。

3. 人群监测指标（结果）

监测指标：免费检查项目异常情况、风险因素分布情况、单病种风险人群筛出率、不良妊娠结局及出生缺陷变化趋势。

目前的人群监测标准：参检女方年龄、参检人群不良妊娠率、19 项临床检查项目异常率、单一风险因素发现率。

（二）框架二

评价框架	公共投入（决策层）	政府规划、公共服务政策、筹资监督、免费标准、支付方式
		部门协调、医疗许可、服务规范、网络联动、三级联动
	工作基础（管理层）	基础设施、基本设备、专业人员比例、培训覆盖率
		科室建设、流程设置、基本服务项目、专项技术水平
	服务过程（服务层）	技术质量（风险评估质评、临床检验质评、咨询指导质评）
		服务质量（参检对象的反应性、建档及档案完整）
	系统功能（目标人群）	服务拓展（出生缺陷监测、出生缺陷干预、生殖健康干预）
		服务利用（覆盖人群、服务完整性与连续性）
	健康改进（目标人群）	直接改进（人群 KAP 变化、计划妊娠比、不良妊娠结局变化）
		间接改进（生育力保护、职业污染防护、相关疾病诊治）

注：计划生育优质服务框架。

框架二指标：

1. 健康改进（目标人群）

（1）直接指标

①参检人群 KAP 变化：

➤计划怀孕夫妇项目检查知情率=明确回答项目内容的计划怀孕夫妇所占百分比(需专项调查);

➤计划怀孕夫妇优生知识知晓率=回答正确的计划怀孕夫妇所占百分比(需专项调查);

➤主动参检率=自主选择参检的计划怀孕夫妇所占百分比(需专项调查);

➤计划妊娠率=分娩总人数中计划妊娠妇女百分比(妊娠结局随访);

➤风险人群主动回访率=主动回访结果或咨询指导的风险人群所占百分比(临床记录);

➤风险人群项目检查依从性=执行评估指导建议书的风险人群所占百分比(早孕随访);

➤高风险人群遗传咨询率=在医疗机构寻求遗传咨询的孕前优生健康检查高风险人群所占百分比(临床记录或妊娠结局随访)。

②风险人群筛查率:

➤风险人群比例=参检人群中有1个或多个风险因素人群所占百分比(系统数据统计);

➤风险人群分类评估构成比=风险人群中评估为A/B/C/D/X风险类型人群的构成比(档案抽查统计);

➤单病种风险人群筛出率(与不良妊娠结局相关或出生缺陷相关病种,比较地区间差异)(系统数据统计);

➤高风险人群发现率(风险评估C/D/X,比较趋势变化)(档案抽查统计);

➤不良妊娠结局发生率(比较趋势变化)(系统数据统计)。

(2)间接指标

①出生缺陷干预:

➤孕前优生健康检查人群参加二、三级干预率(变化趋势)(需医疗机构提供);

➤医学选择性人工流产率(变化趋势)(需医疗机构提供);

➤医院监测出生缺陷儿发生率(变化趋势)(需医疗机构提供)。

②公众免费孕检服务知晓率=回答正确人数/调查人群×100%(专项调查)。

③非意愿妊娠率(变化趋势)。

④自费参加孕优检查率(变化趋势)。

2.服务指标(服务层)

(1)覆盖人群(服务需要)

➤参检人群覆盖率=新生人口总数中参检人数所占百分比(PIC、系统数据统计);

➢孕前检查率=计划怀孕夫妇中接受孕前检查人数所占百分比(系统数据统计);

➢再生育夫妇参检率=再生育夫妇中参检人数所占百分比(档案抽查统计);

➢高风险人群咨询指导率=高风险人数中接受咨询指导人数百分比(临床记录)。

(2)服务利用

①服务完整性:

➢计划怀孕夫妇共同参检率=参检人群中共同参检夫妇所占百分比(专项调查);

➢完整接受全套孕检项目率=参检人群中完整接受全套孕检项目的妇女所占百分比(专项调查);

➢早孕随访率=参检人群中完成早孕随访的妇女所占百分比(系统数据统计)。

②服务连接性:

➢及时评估率=参检人群中接受检查后15日收到评估意见书夫妇所在百分比(专项调查、系统数据统计);

➢高风险人群干预率=应干预高风险夫妇总数中实际接受三级干预的高风险夫妇所占百分比(临床记录、专项调查);

➢妊娠结局随访率=随访人群中妊娠结局随访所占百分比(系统数据统计)。

3.过程指标(管理层)

(1)基础指标

①基础设施:

➢科室设置布局规范达标的机构数;

➢服务流程设计规范达标的机构数。

②必备设备:

➢基本设备齐全达标的机构数(一级干预);

➢专项设备配置到位的机构数(二级干预)。

③服务项目:

➢独立承担基本项目服务(一级干预19项)的机构数;

➢增加有针对性服务项目(一、二级干预)的机构数。

④人力资源:

➢岗位人员配备达标机构数;

➢人员执业资格、职称达标机构数;

➢技术人员培训覆盖率达80%以上的机构数;

➢每年继续教育(复培训)达标的机构数;

➢管理干部接受项目培训达标的机构数;

> 信息专管员岗位培训合格达标的机构数。

（2）质量指标

> 风险评估准确率达标的机构数；

> 临床检验室间质评达标的机构数；

> 服务对象准确率达标的机构数；

> 咨询指导及时（15日）达标的机构数；

> 孕前指导准确率达标的机构数；

> 家庭档案达标的机构数。

4.投入指标（决策层）

（1）政策指标（略）。

（2）筹资指标（略）。

四、数据来源

1.基层计划生育服务机构评估调查。

2.孕前优生健康检查《家庭档案》。

3.现场督查。

4.电话抽查参检对象。

5.服务人群、管理人员、技术服务人员访谈。

五、相关概念说明

1.风险人群：评估发现一个或多个方面异常，可能发生不良妊娠结局的计划怀孕夫妇。

2.不良妊娠结局种类：主要包括自然流产、医学性人工流产、死胎死产、早产、低出生体重儿、出生缺陷等。

3.计划妊娠：孕前充分一级预防准备，如健康教育、选择最佳生育年龄、遗传优生咨询、合理营养、避免接触放射线和有毒有害物质、预防感染、谨慎用药、戒烟戒酒等。客观指标：接受教育次数与内容、接受咨询指导批次与内容、接受体检内容与结果。

4.服务完整性与连续性：参检对象完整接受各类检查项目的百分比、计划怀孕夫妇共同参检百分比、早孕随访和妊娠结局随访、高风险人群转诊干预。

5.参检对象的反应性：服务可及性、自愿选择、服务时间短、结果及时知晓、服务保密性、获得咨询指导（交流）。

孕前优生健康检查项目考核实施细则

（2012 年版）

一、准入条件	
二、分　值	6分
三、评定方式	日常调查,现场评估,年终考核抽样调查
四、考评指标体系	

指　　标	分值	评分办法	量化指标 计算公式	数据来源 评分依据
1. 工作保障到位	0.5 分	1. 设立专项资金落实项目经费,得0.2分; 2. 出台有利于推进项目工作的措施文件,每个文件0.1分,总分0.3分	按《全面实施免费孕前优生健康检查项目的通知》要求	日常记录 现场评估
2. 人员配备达标	1 分	1. 未配备有资质的检验人员,扣0.5分; 2. 未配备中级以上妇产科医师,扣0.2分; 3. 未配齐男科医师、妇科医师、B超医师,每缺1项扣0.1分,总分0.3分	按《重庆市免费孕前优生健康检查项目工作技术服务规范》配备	现场评估
3. 设备配置齐全	0.5 分	每缺1种设备扣0.1分,总分0.5分	同上	现场评估

续表

指 标	分值	评分办法	量化指标 计算公式	数据来源 评分依据
4.保障项目质量	2分	1. 检验室未达标,扣0.3分; 2.无每日室内质控、室间质评、设备校验记录各扣0.2分,总分0.6分; 3. 检验质量抽检,1个项目不合格扣0.1分,总分0.5分; 4.家庭档案抽检合格率达90%,每低1个百分点扣0.05分,总分0.3分; 5.电子档案抽检合格率达90%以上,每低1个百分点扣0.05分,总分0.2分; 6.孕优培训班考勤和考试成绩各0.05分,总分0.1分	家庭档案合格率=抽查档案合格数/抽查档案总数×100% 电子档案合格率=抽查电子档案合格数/抽查电子档案总数×100%	日常检查 现场评估
5.免费孕前优生健康检查人群覆盖率80%以上	2分	人群覆盖率达80%以上得2分,每低1个百分点扣0.5分,扣完为止	人群覆盖率=2012年各区县免费孕前优生健康检查人数/2012年目标人群数×100%	2012年1月1日至10月31日实际检查人数折算后计算(数据来源于孕优信息系统)
五、其他	人群覆盖率达85%以上加0.2分,加分后总分不超过6分			

孕前优生健康检查项目技术指导反馈表

（2016 年版）

区县		日　期		任务来源	上级指令	抽查发现问题
					基层邀请	其他
指导	培训讲座	工作调研	蹲点指导	参加		
形式	片区协作会	参观学习	抽查评估	人员		
区县参加人员						

具体指导内容：（请打"√"）

一、基础指导项目：1. 工作流程；2. 人员配备；3. 工作档案；4. 相关制度

二、临床指导项目：1. 健康教育：宣传教育材料（宣传品、宣传教案）和工作档案记录表册；

                2. 健康检查：知情同意书签署和家庭档案及相关内容完整性、准确性和规范性；

                3. 风险评估：风险评估合理性和告知书完全性；

                4. 咨询指导：一般和个性化优生指导信息准确性和完整性和文书记录完整；

                5. 追踪随访：随访表格指标记录准确性、完整性和规范性

三、实验室指导项目：1. 实验室分区设置及生物安全；2. 检验设备配置；3. 检验人员资质；

                4. 室内质控、室间质控；5. SOP 文件及记录文件建立；

                6. 标本采集、转运、保存；7. 检测方法

四、信息管理指导项目：1. 固定信息员及建立制度；2. 数据库应用；3. 录入准确性和及时性；

                4. 数据统计；5. 数据安全

发现问题及改进建议：（按选择的具体指导内容撰写）

基层单位对本次指导的评价和建议：

对本次指导的整体评价：

  □ 非常满意　　　　　□ 比较满意　　　　□ 一般　　　　□ 不满意

区县领导：	研究院领导：		填表	本反馈表一式两份,市、区县各
年　月　日	年　月　日		说明	一份

孕前优生健康检查项目家庭档案必填项

（2013 年版）

编号：□□□□□□□□□□□

国家免费孕前优生健康检查项目技术服务

●为该行必填
▲为该项必填
＝为有逻辑必填

家庭档案

单方检查填写双方的基本信息

县级服务机构：_____省_____县(市、区)_____
乡级服务机构：_____省_____县(市、区)_____乡(镇)_____

基础信息

●丈夫姓名_____ 民族_____ 出生年月_____ 年龄____ 文化程度____
身份证号码 □□□□□□□□□□□□□□□□□□
●职业□ 1农民 2工人 3服务业 4经商 5家务 6教师/公务员/职员 7其他____
●户口所在地属_____省_____市(州)_____县(市、区)_____乡(镇)_____村(居)
户口性质□ 1农业户口(含界定为农村居民者) 2非农业户口

●妻子姓名_____ 民族_____ 出生年月_____ 年龄_____ 文化程度____
身份证号码 □□□□□□□□□□□□□□□□□□
●职业□ 1农民 2工人 3服务业 4经商 5家务 6教师/公务员/职员 7其他____
户口所在地_____省_____市(州)_____县(市、区)_____乡(镇)_____村(居)
●户口性质□ 1农业户口(含界定为农村居民者) 2非农业户口
●妻子现住址_____省_____市(州)_____县(市、区)_____乡(镇)_____村(居)
邮编_____ 结婚时间_____ 联系电话_____

●填写日期_____年_____月_____日 医师签名_____

● 知情同意书

孕前检查表（妻子）

一般情况

疾病史
● 是否患有或曾经患过以下疾病（可多选）
　　□否　　　　□贫血　　　　□高血压　　　□心脏病　　　□糖尿病
　　□癫痫　　　□甲状腺疾病　□慢性肾炎　　□肿瘤　　　　□结核
　　□乙型肝炎　□淋病/梅毒/衣原体感染等　　□精神心理疾患等
● 是否患有出生缺陷（如先天畸形、遗传病等）
　　□无　　　□有，注明具体病名＿＿＿＿＿＿＿＿＿＿＿＿＿＿＿＿＿
● 是否有以下妇科疾病（可多选）
　　□否　　　□子宫附件炎症　　□不孕不育症　　□其他＿＿＿＿＿＿＿＿

用药史
● 目前是否服药
　　□否　　　□是，药物名称＿＿＿＿＿＿＿＿＿＿＿＿＿＿＿＿＿＿＿＿＿
是否注射过疫苗（可多选）
　　□否　　　□风疹疫苗　　□乙肝疫苗　　□其他＿＿＿＿＿＿＿＿＿＿
● 现用避孕措施或目前终止避孕者原避孕措施
　　□从未采用　□官内节育器　□皮下埋植剂　□口服避孕药　□避孕套
　　□外用药　　□自然避孕　　□其他＿＿＿＿＿＿＿＿＿＿＿＿＿＿＿＿
　　避孕措施持续使用时间：＿＿月 目前终止避孕者原避孕措施停用时间＿＿＿年＿＿月

孕育史
● 初潮年龄＿＿＿＿岁　　　　　末次月经＿＿＿＿＿年＿＿＿＿月＿＿＿日
● 月经周期是否规律　　　　□否　　　□是（经期＿＿＿天　周期＿＿＿天）
● 月经量　　□多　□中　□少
● 痛　经　　□无　□轻　□重
＝1 是否曾经怀孕
　　□无　　　□有：怀孕＿＿＿次　活产＿＿＿次（足月活产＿＿＿次，早产＿＿＿次）
＝2 是否有以下不良妊娠结局（可多选）
　　□无　　　□死胎死产＿＿＿次　□自然流产＿＿＿＿次　□人工流产＿＿＿＿次
＝3 是否分娩过出生缺陷儿（如畸形儿、遗传病、唐氏综合征）
　　□无　　　□是，病种＿＿＿＿＿＿＿＿＿＿＿　详细情况＿＿＿＿＿＿＿＿＿＿
＝4 现有子女数＿＿＿人　子女身体状况　□健康　□疾病，注明具体病名＿＿＿＿＿

孕前检查表(妻子)

家族史

● 夫妻是否近亲结婚

  □无　　□是,请注明何种血缘关系＿＿＿＿＿＿＿＿＿＿＿

祖父母/外祖父母、父母两代家族内近亲结婚史

  □无　　□是,请注明何种血缘关系＿＿＿＿＿＿＿＿＿＿＿

● 家族成员是否有人患以下疾病(可多选)

  □无　　　　　□地中海贫血　□白化病　□血友病　□G6PD 缺乏症

  □先天性心脏病　□唐氏综合征　□糖尿病　□先天性智力低下

  □听力障碍(10 岁以内发生)　　□视力障碍(10 岁以内发生)

  □新生儿或婴幼儿死亡　　　　□其他出生缺陷＿＿＿＿＿＿＿＿＿

  患者与本人关系＿＿＿＿＿＿＿＿＿＿＿＿＿＿＿＿＿＿＿＿＿＿＿

饮食营养、生活习惯、环境毒害物接触

是否进食肉、蛋类　　　　□否　□是

是否厌食蔬菜　　　　　　□否　□是

是否有食用生肉嗜好　　　□否　□是

● 是否吸烟　　　　　　　□否　□是(每天＿＿＿支)

● 是否存在被动吸烟　　　□否　□偶尔　□经常(平均每天被动吸烟时间:＿＿ min)

● 是否饮酒　　　　　　　□否　□偶尔　□经常(每天＿＿＿ mL)

● 是否使用可卡因等毒麻药品 □否　□是(请注明名称＿＿＿＿＿＿)

是否口臭　　　　　　　　□否　□是

是否牙龈出血　　　　　　□否　□是

● 生活或工作环境中是否接触以下因素(可多选)

  □否　　　　　□放射线　　□高温　□噪音　□有机溶剂(如新装修、油漆)

  □密切接触猫狗等家畜、宠物　　□震动　□重金属(铅、汞等)　□农药

  □其他＿＿＿＿＿＿＿＿＿＿＿＿＿＿＿＿＿＿＿＿＿＿＿＿＿＿＿

社会心理因素

● 是否感到生活/工作压力　　　□无　□很少　□有一点　□比较大　□很大

● 与亲友、同事的关系是否紧张　□无　□很少　□有一点　□比较大　□很大

是否感到经济压力　　　　　　□无　□很少　□有一点　□比较大　□很大

● 是否做好怀孕准备　　　　　　□否　□是

其他(请描述)＿＿＿＿＿＿＿＿＿＿＿＿＿＿＿＿＿＿＿＿＿＿＿＿＿

● 询问日期:＿＿＿＿＿年＿＿月＿＿日　　　　医师签名:＿＿＿＿＿＿＿

体格检查

身高＿＿＿cm 体重＿＿＿kg 体重指数＿＿＿ 心率＿＿＿次/min 血压＿＿＿/＿＿＿mmHg

● 精神状态 0 正常 1 异常（请描述＿＿＿＿＿＿＿＿＿＿＿＿＿＿＿＿＿＿＿＿＿＿＿＿）

● 智力 0 正常 1 异常（打"√"）（□常识 □判断 □记忆 □计算）

● 五官 0 正常 1 异常＿＿＿＿＿＿ □特殊体态 0 正常 1 异常＿＿＿＿＿

● 特殊面容 0 正常 1 异常＿＿＿＿＿ □皮肤毛发 0 正常 1 异常＿＿＿＿＿

● 甲状腺 0 正常 1 异常＿＿＿＿＿ □肺部 0 正常 1 异常＿＿＿＿＿

● 心脏节律是否整齐 0 是 1 否＿＿＿＿ □心脏杂音 0 无 1 有＿＿＿＿＿

● 肝、脾 0 未触及 1 触及＿＿＿＿ □四肢脊柱 0 正常 1 异常＿＿＿＿＿

其他（请描述）＿＿＿＿＿＿＿＿＿＿＿＿＿＿＿＿＿＿＿＿＿＿＿＿＿＿＿＿＿＿＿＿

● 检查日期：＿＿＿＿年＿＿＿月＿＿＿日 医师签名：＿＿＿＿＿＿＿＿＿＿＿

第二性征 □阴毛 0 正常 1 异常＿＿＿＿＿ □乳房 0 正常 1 异常＿＿＿＿＿

● 妇科检查 □外阴 0 未见异常 1 异常＿＿＿ □阴道 0 未见异常 1 异常＿＿＿＿＿

● □分泌物 0 正常 1 异常＿＿＿＿＿ □宫颈 0 光滑 1 异常＿＿＿＿＿

● 子宫 □大小 0 正常 1 大 2 小 □活动 0 好 1 差 □包块 0 无 1 有＿＿＿

　　　□双侧附件 0 未见异常 1 异常＿＿＿＿＿＿＿＿＿＿＿＿＿＿＿＿

● 检查日期：＿＿＿＿＿年＿＿＿＿月＿＿＿日 医师签名：＿＿＿＿＿＿＿＿＿

临床检验（检验报告附后）

> 三分类血象分析仪去掉嗜酸性粒细胞比例（E）、嗜碱性粒细胞比例（B）和单核细胞比例（M），填写中值细胞，中值细胞＝B+M+E；五分类血象分析仪去掉中值细胞，填写嗜酸性粒细胞比例（E）、嗜碱性粒细胞比例（B）和单核细胞比例（M）

● 白带检查 □线索细胞 0 阴性 1 阳性 9 可疑 □念珠菌感染 0 阴性 1 阳性 9 可疑

　　　　　□滴虫感染 0 阴性 1 阳性 9 可疑 □清洁度 0Ⅰ 1Ⅱ 2Ⅲ 3Ⅳ

　　　　　□胺臭味实验 0 阴性 1 阳性 □pH 值 0 <4.5 1 ≥4.5

　　　　　□淋球菌筛查 0 阴性 1 阳性 9 可疑 □沙眼衣原体筛查 0 阴性 1 阳性 9 可疑

血细胞分析 ▲Hb ＿＿＿＿＿＿ g/L ▲RBC ＿＿＿＿＿＿ $\times 10^{12}$/L ▲PLT ＿＿＿＿＿＿ $\times 10^{9}$/L

　　　　　▲WBC ＿＿$\times 10^{9}$/L ＝N＿＿% ＝E＿＿% ＝B＿＿% L＿＿% ＝M＿＿%

● 尿液常规检查 0 未见异常 1 异常＿＿＿＿＿＿＿＿＿＿＿＿＿＿＿＿＿＿

● 血型 □ABO 1 A 型 2 B 型 3 AB 型 4 O 型 □Rh 0 阳性 1 阴性

● 血糖 ＿＿＿＿ mmol/L

● 乙肝血清学检查 0 阴性 1 阳性 9 可疑

　　　　　　　　　□HBsAg □HBsAb □HBeAg □HBeAb □HBcAb

● 肝肾功能检测 谷丙转氨酶（ALT）＿＿＿＿＿ U/L 肌酐（Cr）＿＿＿＿＿＿ μmol/L

孕前检查表(妻子)

● 甲状腺功能检测　促甲状腺素(TSH)＿＿＿＿＿＿＿＿＿＿＿＿ulU/ml
● □风疹病毒　　IgG 0 阴性 1 阳性 9 可疑　□梅毒螺旋体筛查 0 阴性 1 阳性 9 可疑
● □巨细胞病毒　IgG 0 阴性 1 阳性 9 可疑　□IgM 0 阴性 1 阳性 9 可疑
● □弓形体　　　IgG 0 阴性 1 阳性 9 可疑　□IgM 0 阴性 1 阳性 9 可疑
其他(请描述)＿＿＿＿＿＿＿＿＿＿＿＿＿＿＿＿＿＿＿＿＿＿＿＿
● 检查日期:＿＿＿＿年＿＿月＿＿日　　　医师签名:＿＿＿＿＿＿＿＿

妇科 B 超检查
(B 超图像附后)

● □妇科 B 超检查 0＝正常　1＝异常　2＝不能确定(选"异常"和"不能确定"请描述)
＿＿＿＿＿＿＿＿＿＿＿＿＿＿＿＿＿＿＿＿＿＿＿＿＿＿＿＿＿＿
妇科 B 超检查号＿＿＿＿＿＿＿＿＿＿＿＿＿＿＿＿＿＿＿＿

● 检查日期:＿＿＿＿＿年＿＿月＿＿日　　　医师签名:＿＿＿＿＿＿＿＿

其他检查
(各地自定检查内容)

主要结果:

检查日期:＿＿＿＿＿年＿＿月＿＿日　　　医师签名:＿＿＿＿＿＿＿＿

●粘贴各种报告单
(报告单附后)

孕前检查表(丈夫)

一般情况

疾病史
● 是否患有或曾经患过以下疾病(可多选)

□ 否 　　□ 贫血 　　□ 高血压 　　□ 心脏病 　　□ 糖尿病

□ 癫痫 　　□ 甲状腺疾病 　　□ 慢性肾炎 　　□ 肿瘤 　　□ 结核

□ 乙型肝炎 　□ 淋病/梅毒/衣原体感染等 　　□ 精神心理疾患等

● 是否患有出生缺陷,如先天畸形、遗传病等

□ 无 　　□ 有,注明具体病名_____

● 是否有以下男科疾病(可多选)

□ 否 　　□ 睾丸炎、附睾炎 　□ 精索静脉曲张 　□ 不育症 　　□ 腮腺炎

□ 其他_____

用药史
● 目前是否服药

□ 否 　　□ 是,药物名称_____

是否注射过疫苗(可多选)

□ 否 　　□ 乙肝疫苗 　　□ 其他_____

家族史
祖父母/外祖父母、父母两代家族内近亲结婚史

□ 无 　　□ 是,请注明何种血缘关系_____

● 家族成员是否有人患以下疾病(可多选)

□ 无 　　　□ 地中海贫血 　□ 白化病 　□ 血友病 　□ G6PD 缺乏症

□ 先天性心脏病 　□ 唐氏综合征 　□ 糖尿病 　□ 先天性智力低下

□ 听力障碍(10 岁以内发生) 　　□ 视力障碍(10 岁以内发生)

□ 新生儿或婴幼儿死亡 　　□ 其他出生缺陷_____

患者与本人关系_____

饮食营养、生活习惯、环境毒害物接触
是否进食肉、蛋类 　　□ 否 　□ 是

是否厌食蔬菜 　　　　□ 否 　□ 是

是否有食用生肉嗜好 　□ 否 　□ 是

● 是否吸烟 　　　　　□ 否 　□ 是(每天____支)

是否存在被动吸烟 　　□ 否 　□ 偶尔 　□ 经常(平均每天被动吸烟时间:____ min)

● 是否饮酒 　　　　　□ 否 　□ 偶尔 　□ 经常(每天____ mL)

孕前检查表(丈夫)

- 是否使用可卡因等毒麻药品　□否　□是(请注明名称_____)
- 生活或工作环境中是否接触以下因素(可多选)
  - □否　　　　　□放射线　　□高温 □噪音 □有机溶剂(如新装修、油漆)
  - □密切接触猫狗等家畜、宠物 □震动 □重金属(铅、汞等)　□农药
  - □其他_____

社会心理因素

是否感到生活/工作压力　　　　□无 □很少 □有一点 □比较大 □很大
与亲友、同事的关系是否紧张　　□无 □很少 □有一点 □比较大 □很大
是否感到经济压力　　　　　　　□无 □很少 □有一点 □比较大 □很大
是否做好怀孕准备　　　　　　　□否 □是
其他(请描述)_____

- 询问日期:_____年____月____日　　　　医师签名:_____

体格检查

身高____cm 体重____kg 体重指数____ 心率____次/min 血压____/____mmHg

- 精神状态　0正常　1异常(请描述_____)
- 智力　　0正常　1异常(□常识　□判断　□记忆　□计算)
- 五官　　0正常　1异常_____ □特殊体态 0正常　1异常_____
- 特殊面容 0正常　1异常_____ □皮肤毛发 0正常　1异常_____
- 甲状腺　0正常　1异常_____ □肺部　　0正常　1异常_____
- 心脏节律是否整齐 0是 1否_____ □心脏杂音 0无　1有_____
- 肝、脾 0未触及 1触及_____ □四肢脊柱 0正常　1异常_____

其他(请描述)_____

- 检查日期:_____年____月____日　　　　医师签名:_____

第二性征　□阴毛　0正常　1异常_____□喉结0有1无_____
- 男科检查:□阴茎　0未见异常1异常_____□包皮0正常1过长2包茎____
  - □睾丸　0扪及 体积(mL)左___右___ 1左侧未扪及 2右侧未扪及
  - □附睾　0正常　　1异常_____
  - □输精管 0未见异常1异常_____
  - □精索静脉曲 0无　1有(部位_____程度_____)
- 检查日期:_____年____月____日　　　　医师签名:_____

孕前检查表(丈夫)

临床检验

(检验报告附后)

● 血型 　□ABO 1 A 型 2 B 型 3 AB 型 4 O 型 　□Rh 0 阳性 1 阴性

● 尿液常规检查 　0 未见异常 　1 异常＿＿＿＿＿＿＿＿＿＿＿＿＿＿＿＿

● 梅毒螺旋体筛查 　0 阴性 　1 阳性 　9 可疑

● 乙肝血清学检查 　0 阴性 　1 阳性 　9 可疑

　　　　　　　　　□HBsAg 　□HBsAb 　□HBeAg 　□HBeAb 　□HBcAb

● 肝肾功能检测 　谷丙转氨酶(ALT)＿＿＿＿＿ U/L 　肌酐(Cr)＿＿＿＿＿μmol/L

其他(请描述)＿＿＿＿＿＿＿＿＿＿＿＿＿＿＿＿＿＿＿＿＿＿＿＿＿＿＿＿＿＿

● 检查日期:＿＿＿＿＿年＿＿＿月＿＿＿日 　　　　医师签名:＿＿＿＿＿＿＿＿＿＿

其他检查

(各地自定检查内容)

主要结果:

检查日期:＿＿＿＿＿年＿＿＿月＿＿＿日 　　　　医师签名:＿＿＿＿＿＿＿＿＿＿

●粘贴各种报告单

(报告单附后)

孕前优生健康检查项目档案抽查评价意见表

（2012年版）

被抽查单位：生殖健康中心	抽检时间： 年 月 日	
检查人员：	抽查档案完成的时间： 月 日至 月 日	
抽查纸质档案____份， 电子档案____份		
家庭档案填报	错、漏项____份	无错误档案____份
风险评估评价 准确____份 准确率____%	一般人群判定为 风险人群____份	风险人群判定为 一般人群____份
告知书评价	准确____份,准确率____%	漏告、过度或错告____份
仅男方 参检____份	仅女方 参检____份	本月家庭档案 平均得分____分	不合格档案（<80分） ____份,合格率____%
其他：		
评价意见：		

注:每份家庭档案总计分100分,≥80分为合格档案,评分标准参见《家庭档案抽查评分项目》,各区县如对评价结果有异议,请在1周之内以单位名义书面提出异议理由与研究院指导所联系进行复查。

孕前优生健康检查项目档案抽查告知书扣分项目
（2016 年版）

编号		评分项目
1		女方年龄≥35 周岁
2		现患心脏病、癫痫、肿瘤、结核、精神心理疾患、各种出生缺陷（先天畸形、遗传病）
3		女方 6 个月内长时间用药,特别是治疗慢性疾病的用药者
4		死胎死产史
5		早产史
6		自然流产≥2 次
7		葡萄胎史
8		异位妊娠史
9		出生缺陷儿孕育史
10		不明原因的新生儿死亡史
11	女方风险因素	夫妻双方近亲结婚
12		家族成员中有:(1)地中海贫血;(2)白化病;(3)血友病;(4)G6PD 缺乏症;(5)其他出生缺陷
13		吸烟≥10 支/d,或被动吸烟≥180 min/d
14		经常饮酒（每周≥3 次、每次饮白酒>50 mL）
15		一年内服用可卡因或毒麻药（吸毒）者
16		经常或长期接触射线、环境化学毒害物
17		心理压力"很大"
18		体重指数≤16
19		体重指数≥28
20		血压:收缩压≥140 mmHg 和（或）舒张压≥90 mmHg
21		滴虫阳性
22		线索细胞阳性、胺臭味实验阳性及 pH 值>4.5（或 BV 阳性）
23		淋球菌阳性

续表

编号		评分项目
24	女方风险因素	沙眼衣原体阳性
25		Hb<90 g/L
26		血小板（PLT）<50×10⁹/L
27		血糖高：空腹>6.1 mmol/L
28		HBsAg 及 HBeAg 同为阳性
29		谷丙转氨酶≥正常值3倍
30		肌酐比正常值高出40 μmol/L 以上
31		促甲状腺素>或<正常值
32		风疹病毒 IgM 阳性
33		巨细胞病毒 IgM 阳性
34		弓形体 IgM 阳性
35		梅毒确诊阳性
36		盆腔包块
37		子宫畸形
38	男方风险因素	现患原发性癫痫、地中海贫血、精神心理疾患（精神分裂症、躁狂抑郁症）、肿瘤、各种出生缺陷（先天畸形、遗传病）
39		长时间使用对精子有影响的药物
40		家族成员中有：(1)地中海贫血；(2)白化病；(3)血友病；(4)G6PD 缺乏症；(5)其他出生缺陷
41		吸烟20 支/d 以上
42		酗酒
43		1 年内服用可卡因或毒麻药（吸毒）者
44		经常或长期接触射线、环境化学毒害物
45		梅毒确诊阳性
46		HBsAg 及 HBeAg 同为阳性

续表

编号		评分项目
47	U 类情况	乳房包块
48		宫颈糜烂
49		宫颈息肉
50		MCV<80 fL
51		男/女梅毒血清学筛查阳性
52		男/女 HBsAg 阳性
53	一般情况	目前采取甾体类避孕药、宫内节育器避孕
54		霉菌阴道炎
55		轻度贫血
56		女方为 Rh 阴性,男方为 Rh 阳性
57		乙肝两对半检查结果均为阴性
58		风疹病毒 IgG 阴性
59		巨细胞病毒检查 IgG 和 IgM 阴性
60		弓形体检查 IgG 和 IgM 阴性

注:凡此表所列项目漏告知,每项扣 5 分。此表仅作为《家庭档案》检查扣分依据。

孕前优生健康检查项目档案区县自查记录表

（2011 年版）

区县_____

序号	档案编号	档案填写		存在的问题				备注
				风险评估		告知书撰写		
		漏项/处	错项/处	一般判为风险	风险判为一般	漏告知	过度/错误告知	

检查人：　　　　　　　　　　　　　　　　　　　　检查日期：

孕前优生健康检查项目技术服务工作评估表
（2012 年版）

项目名称		内容	达到标准要求	检查方法
孕前优生健康检查临床、技术服务工作评估指标	技术服务组织保障	1. 服务机构资质	取得《医疗执业许可证》；能否独立承担全部技术工作	现场查阅文件
		2. 房屋和设备	达到市技术规范要求	现场检查流程和科室设置
		3. 服务人员	达到市技术规范要求	现场检查
	技术服务质量	1. 健康教育	内容科学准确，通俗易懂；方式多样易行	现场抽查有关健康教育工作档案记录材料，有条件时现场听取健康教育讲座
		2. 健康检查	知情同意、问诊、体格检查、其他辅助检查完整、准确和规范	日常对纸质档案和电子档案的抽查结果；电话随访 5 名服务对象，核实检查过程是否规范；日常指导时对服务过程的观察评估（另附表）
		3. 风险评估	评估完整准确，干预告知完全，具有针对性、适应性、可行性	日常对纸质档案和电子档案的抽查结果（另附表）
		4. 咨询指导	能提出一般和个性化的优生指导和建议并得到落实	现场抽查评估咨询指导文书；抽取档案模拟咨询指导过程，现场评判咨询能力（另附表）
		5. 追踪随访	风险人群随访、早孕随访及妊娠结局随访落实并规范记载，同时能指导对象落实避孕措施	现场抽查评估家庭档案中的随访表格填写和各项指标记录的准确性、完整性和规范性，抽查对象落实避孕措施情况；电话抽查 5 名服务对象核实服务情况（另附表）

续表

项目名称		内容	检查方法
孕前优生健康检查临床实验室检验评估指标	实验室分区布局	1. 按功能设置污染区、清洁区、(半污染区)	查看现场
		2. 各功能区之间有隔离	查看现场
		3. 各功能区有标识	查看现场
	生物安全和防护	1. 有生物安全管理制度及安全操作规程	现场检查
		2. 有医疗废弃物的处理的规定和要求	现场检查
		3. 医疗废物按要求进行分类存放和处理,锐器类废物置于锐器盒中	现场检查
		4. 垃圾箱、垃圾袋有分类的明显标识	现场检查
		5. 设置有洗手池,洗眼器等安全防护设施	现场检查
	仪器、设备、试剂、耗材	检测所需的仪器设备、试剂、耗材符合国家规定,有批准文号	现场检查
	SOP文件	1. 建立如下检测 SOP 文件:阴道分泌物检查、淋病奈瑟菌检测、沙眼衣原体检测、血常规检测、尿常规检测、血型鉴定、床旁葡萄糖(POCT)检测(不开展此项的不需)、血清肌酐测定、肝功检测(ALT)、乙肝五项检测、促甲状腺素(TSH)检测(外检的不需)、梅毒血清学筛查、血清抗风疹病毒抗体测定、血清抗巨细胞病毒抗体测定、血清抗弓形虫抗体测定等	现场检查
		2. SOP 文件的放置方便员工使用,编写格式规范	现场检查
	记录性表格	环境温度记录、环境湿度记录、试剂使用记录、室内质控记录、检测结果记录、样本保存记录、仪器维护保养记录、冰箱温度记录、废弃物处理记录、环境消毒记录、人员培训考核记录	现场检查
	室内质控和室间质评	1. 建立室内质量控制程序文件:阴道分泌物检查、淋病耐瑟菌检测、沙眼衣原体检测、血常规检测、尿常规检测、血型鉴定、床旁葡萄糖(POCT)检测(未开展此项的不需)、血清肌酐测定、肝功检测(ALT)、乙肝五项检测、促甲状腺素(TSH)检测、梅毒血清学筛查、血清抗风疹病毒抗体测定、血清抗拒细胞病毒抗体测定、血清抗弓形虫抗体测定	现场检查
		2. 按要求参加室间质评	现场检查
		3. 各项室间质评项目全部通过	现场检查
	人员建设	1. 有3人具有检验资质的人员	现场检查
		2. 建立了所有人员的个人档案	现场检查
		3. 有实验室各岗位的职责	现场检查
		4. 有专职(或兼职)人员负责日常质量管理、安全管理	现场检查

续表

项目名称		内容	检查方法
孕前优生健康检查信息管理工作评估指标	建立项目信息协调员制度	1.建立项目信息协调员制度,具有信息员	查看文件、制度
		2.及时、准确、完整录入家庭档案表	现场查阅家庭档案表,检查是否及时录入;与电子档案比对,是否完整录入
	建立月报告制度	1.建立月报告制度	查看文件、制度
		2.及时、准确、完整报告当月技术服务工作报表	查阅纸质技术服务工作报表,重点检查"本年度计划怀孕服务人数、优生健康教育人次、咨询指导人次、填报单位、填表人、负责人"是否填写,报表是否盖章
	信息资料管理	1.具有"优生健康教育活动登记本、孕前优生健康检查登记本、高风险人群评估及咨询指导记录本、孕前优生检查转诊登记本、早孕随访登记本、妊娠结局随访记录本"等原始表册	是否具有上述登记册
		2.原始表册记录规范	是否登记,记录是否规范
	数据分析	每月提交家庭档案阳性率分析报告,每3个月提交家庭档案录入质量控制报告,每年提交高危夫妇主要危险因素流行情况报告和待孕夫妇健康现状报告	查阅上述分析报告

孕前优生健康检查项目临床质量评估表

（2011 年版）

检查内容		评分标准	扣分	得分	备注
技术服务规范流程（20分）	1. 问候并自我介绍	缺1项扣1分			
	2. 健康教育				
	3. 签署知情同意书				
	4. 病史询问：疾病史、用药史、家族史、饮食营养、生活习惯、环境毒害物接触、社会心理因素	缺1项扣0.2分			
	5. 体格检查				
	（1）一般检查（双方）：身高、体重、体重指数、心率、血压；精神状态、智力；五官、特殊面容、皮肤毛发、甲状腺、肺部、心脏节律是否整齐、心脏杂音、肝、脾；四肢脊柱及其他				
	（2）专科检查：①女：阴毛、乳房、外阴、阴道、宫颈、子宫、双侧附件；②男：阴毛、喉结、阴茎、包皮、包茎、睾丸、附睾、输精管、精索静脉曲张				
	（3）辅助检查：完整性、检验及审核者签名				
	（4）临床检验：白带检查、血细胞分析、尿液常规检查、血型：ABO、Rh、血糖、乙肝血清学检查、肝肾功能检测、甲状腺功能检测、TORCH				
	（5）其他				
	（6）B超：妇科B超检查				
	（7）辅助检查报告单粘贴整齐				
风险评估及告知书撰写（30分）	1. 有无风险评估（一般人群、风险人群）	1项不符扣5分			
	2. 风险评估的完整性				
	3. 风险评估的合理性				
	4. 有无告知书				
	5. 告知书的准确性				
	6. 告知书的完整性				

续表

检查内容		评分标准	扣分	得分	备注
咨询过程(5分)	1. 问候 2. 讲解语言适宜 3. 提出有针对性的生育、防治、预后等医学指导建议 4. 信息的准确性、完整性 5. 告知随访信息和方式 6. 咨询记录及保存 7. 对象自主知情选择及干预措施	无问候扣0.5分 语言不适扣0.5分 缺1项扣1分 1项不符扣1分 缺1项扣0.5分 缺1项扣0.5分 缺1项扣1分			
档案记录(10分)	1. 知情同意书:双方签名、时间 2. 孕前优生健康检查家庭档案记录 3. 辅助检查报告单(完整性、检验及审核者签名、报告单粘贴整齐) 4. 孕前优生健康检查结果及评估建议告知书(风险评估、咨询指导) 5. 转会诊记录 6. 随访记录(早孕随访、妊娠结局、出生缺陷登记)	缺1项扣0.5分			
工作档案(15分)	1. 优生健康教育活动登记本 2. 孕前优生健康检查登记本 3. 风险评估讨论记录本 4. 高风险人群告知及咨询指导记录本 5. 孕前优生健康检查转诊登记本 6. 高风险人群随访登记本 7. 早孕随访登记本 8. 妊娠结局随访记录本 9. 出生缺陷儿汇总表	缺1项扣2分			
人员配备(15分)	1. 从事病史询问、体格检查和咨询指导的人员具备执业医师或执业助理医师资质并经培训合格 2. B超检查人员具备执业医师或执业助理医师资质并经培训合格 3. 从事风险评估、高风险人群优生咨询指导的人员必须取得主治医师及以上技术职称 4. 建立孕前优生健康检查专家组	1项不符扣5分			

检查内容		评分标准	扣分	得分	备注
制度 建立 （5分）	1. 孕前优生健康检查工作人员岗位职责				
	2. 孕前优生健康检查工作人员培训、业务学习制度				
	3. 孕前优生健康检查会诊制度				
	4. 特殊病案讨论制度				
	5. 孕前优生健康检查自查制度				

孕前优生健康检查项目电话抽查记录表

（2013 年版）

流水号：

A1：检查对象所在区县：＿＿＿＿＿＿＿＿＿＿＿＿＿＿＿＿＿＿＿

A1.1：档案编号：＿＿＿＿＿　姓名：＿＿＿＿＿　性别：＿＿＿＿

　　　电话：＿＿＿＿＿＿＿＿＿

　　　（1＝空号　2＝未接　3＝不通　4＝拒访　5＝非本人电话　6＝否认参检）

A2：档案记录的参检人数：1 双方检查　2 男方检查　3 女方检查

　　您好！我是重庆市孕前优生健康检查项目工作的工作人员，如果您方便，我们想了解一下您参加这项检查的情况，便于帮助我们改进工作，谢谢您的帮助！

A3．请问：您参加检查时，有无做如下检查？

　　　A3-1 宣教　　1 是　　　　　　2 否

　　　A3-2 病史　　1 医生询问　　　2 自填　　　　3 否

　　　A3-3 体检　　1 是　　　　　　2 否

　　　A3-4 查血　　1 抽空腹　　　　2 抽非空腹　　3 否

A4．请问：是您一个人检查的还是两个人一起检查的？

　　　1. 一个　　　　　　2. 两个

A5．请问：检查是在哪个机构做的？

　　　1. 中心　　　　　　2. 医院　　　　　　3. 民政　　　　　　4. 乡镇

A6．请问：您现在知道检查结果吗？

　　　1. 知道　　　　　　2. 不知道（询问原因＿＿＿＿＿＿＿＿＿＿＿＿）

A7．请问：您是隔了多久拿到的检查结果？

　　　1. 在 2 周以内　　2. 在 2 周以上　　　3. 在 1 个月以上

A8. 请问:拿到结果时,医生有没有给您讲解检查结果?

　　1. 有　　　　　　2. 没有

A9. 请问:您现在怀孕没有?

　　1. 已怀孕＿＿＿个月　　　2. 参检时已怀孕　　　　3. 没有

A10. 本次检查,您是否自愿参加?

　　1. 是　　　　　　2. 不是(询问原因＿＿＿＿＿＿＿＿＿＿＿)

A11. 如果请您评价这次检查,满意、一般、不满意,请问您选什么?

　　1. 满意　　　2. 一般　　　3. 不满意(询问原因＿＿＿＿＿＿＿＿＿)

　　谢谢您对我们工作的支持!

　　电话抽查人:＿＿＿＿＿＿　　抽查时间:＿＿＿＿＿＿　　备注:＿＿＿＿＿＿

孕前优生健康检查项目超声报告表

（2016 年版）

姓名：_____　　　　年龄：_____

本次检查结果：　　正常　　异常　　不能确定（随访　复查　进一步检查）

宫内节育器：　　有　　　无

宫内节育器位置：　正常　　异位　　嵌顿　　其他　_____

异常情况表项：

一、子宫

  1. 先天性发育异常

    无子宫　　始基子宫　　幼稚子宫　　双子宫　　双角子宫　　单角子宫

    残角子宫　完全纵隔子宫　不完全纵隔子宫　　鞍形子宫　　双宫颈

    其他　_____

  2. 子宫体异常

    子宫腺肌症　宫腔粘连　内膜息肉（____个, 较大或最大____ cm×____ cm）

    子宫肌瘤　部位：肌壁间　浆膜下　黏膜下　阔韧带

           数目：1个　2个　多个

           大小：较大或最大____ cm×____ cm（前壁　后壁　宫底　宫腔　宫颈）

           其他_____

    子宫内膜回声不均匀　　增厚（____ cm）　　　偏薄（____ cm）

    其他_____

  3. 宫颈异常：

    宫颈管息肉（____个, 较大或最大____ cm×____ cm）

    宫颈囊肿（____个, 较大或最大直径____ cm）

    其他_____

  4. 子宫其他异常_____

二、卵巢

  偏小（左　右　____ cm×____ cm　____ cm×____ cm）　窦卵泡偏少（左　右）

  多囊样变（左侧　右侧　____ cm×____ cm　____ cm×____ cm）

  卵巢囊肿　　巧克力囊肿　　畸胎瘤（?）　　实质性包块

    左侧　1个　2个　多个　　　较大或最大____ cm×____ cm

    右侧　1个　2个　多个　　　较大或最大____ cm×____ cm

  卵巢其他异常_____

三、附件区及盆腔（除卵巢外）

  输卵管积液（左侧　右侧）　　　　　附件区粘连（左侧　右侧）

  子宫直肠凹积液（____ cm×____ cm）　　　盆腔静脉曲张

  炎性包块（?）　　　实质性包块

    左侧　1个　2个　多个　　　较大或最大____ cm×____ cm

    右侧　1个　2个　多个　　　较大或最大____ cm×____ cm

  附件区及盆腔其他异常_____

医生签名：　　　　记录员签名：　　　　　检查日期：

孕前优生健康检查项目采样、存储、转运、使用情况一览表

（2012 年版）

检测项目名称	所需标本	采集要求	采集量	何种采集容器	是否抗凝	是否防腐	转运保存方法	最佳使用时间
白带常规	阴道分泌物	阴道标本采集前24 h禁止性生活、盆浴、阴道检查、阴道灌洗及局部上药等，以免影响检查结果；取材所用消毒的刮板、吸管或棉拭子必须是清洁干燥的，不粘有任何化学药品或润滑剂						立即
淋球菌检测	宫颈分泌物（女）	先把宫颈外口的阴道分泌物擦净，特别是脓性分泌物擦净；取材时，要将棉拭子插入宫颈口 1.5 cm 处，稍转动并停留 10～30 s，让棉拭子充分吸附分泌物后再取出拭子					室温25 ℃内	6 h 送检
沙眼衣原体检测	尿道分泌物（男）	在采样前，男性要用灭菌等渗生理盐水拭子清洗尿道口，然后再用消毒的棉拭子插入尿道内 2～4 cm 处旋转2～3 圈，取出涂布于载玻片上送检						立即
尿常规	尿		>10 mL	一次性尿杯			避免震荡室温25 ℃内	立即或2 h 内

续表

检测项目名称	所需标本	采集要求	采集量	何种采集容器	是否抗凝	是否防腐	转运保存方法	最佳使用时间
血常规	全血		2 mL	紫色真空采血管	是	否	避免震荡室温25℃内	细胞计数在12 h 内
血型								当天
血葡萄糖测定	血浆		2 mL	灰色(氟化钠)真空采血管	是	否	分离血浆	24 h 内
肝功能检测	血清	避免药物,运动的影响清晨空腹	5 mL	红色真空采血管	否	否	分离血清	室温 12 h 内
乙肝血清学检测								留取的标本最好在 3 h 内检测,不能立即检测的血清标本应放置于 2 ~ 8 ℃,最长 14 天
肾功能检测								室温 12 h 内
甲状腺功能检测								检测前标本在 2~8 ℃保存,时间不能超过 24 h;如 24 h 内不能完成测试,必须将血清标本保存在 -20 ℃ 或更低温度
梅毒筛查								血清 2 ~ 8 ℃,最长 14 天
风疹抗体测定								
巨细胞抗体测定								
弓形体抗体测定								

孕前优生健康检查项目检验评估指标

（2010 年版）

项目名称		内　容	检查方法	分值
临床实验室检验评估指标	实验室分区布局	1.按功能设置污染区、清洁区、半污染区	查看现场	3
		2.各功能区之间有隔离	查看现场	2
		3.各功能区有标识	查看现场	2
	生物安全和防护	1.有生物安全管理制度及安全操作规程	查看现场	3
		2.有医疗废弃物的处理的规定和要求	查看现场	3
		3.医疗废物按要求进行分类存放和处理,锐器类废物置于锐器盒中	查看现场	3
		4.垃圾箱、垃圾袋有分类的明显标识	查看现场	2
		5.设置有洗手池,洗眼器等安全防护设施	查看现场	2
	仪器设备、试剂、耗材	检测所需的仪器设备、试剂、耗材符合国家规定,有批准文号	查看现场	5
	SOP 文件	1.建立如下检测 SOP 文件:阴道分泌物检查、淋病奈瑟菌检测、沙眼衣原体检测、血常规检测、尿常规检测、血型鉴定、床旁葡萄糖(POCT)检测(不开展此项的不需)、血清肌酐测定、肝功检测(ALT)、乙肝五项检测、促甲状腺素(TSH)检测(外检的不需)、梅毒血清学筛查、血清抗风疹病毒抗体测定、血清抗巨细胞病毒抗体测定、血清抗弓形虫抗体测定等	现场检查(缺 1 项扣 1 分)	15
		2.SOP 文件的放置方便员工使用,编写格式规范	现场检查	5

续表

项目名称		内　容	检查方法	分值
临床实验室检验评估指标	记录性表格	环境温度记录、环境湿度记录、试剂使用记录、室内质控记录、检测结果记录、样本保存记录、仪器维护保养记录、冰箱温度记录、废弃物处理记录、环境消毒记录、人员培训考核记录	现场检查	22
	室内质控和室间质评	1. 建立室内质量控制程序文件:阴道分泌物检查、淋病耐瑟菌检测、沙眼衣原体检测、血常规检测、尿常规检测、血型鉴定、床旁葡萄糖(POCT)检测(未开展此项的不需)、血清肌酐测定、肝功检测(ALT)、乙肝五项检测、促甲状腺素(TSH)检测、梅毒血清学筛查、血清抗风疹病毒抗体测定、血清抗拒细胞病毒抗体测定、血清抗弓形虫抗体测定	现场检查	15
		2. 按要求参加室间质评	现场检查或网络上报	3
		3. 各项室间质评项目全部通过	现场检查或网络上报	6
	人员建设	1. 有3人具有检验资质的人员	现场检查	3
		2. 建立了所有员工的个人档案	现场检查	2
		3. 有实验室各岗位的职责	现场检查	2
		4. 有专职(或兼职)人员负责日常质量管理、安全管理	现场检查	2
总　分				100

第 四 部分

项目数据管理

孕前优生健康检查项目数据管理现场培训指导表

（2014 年版）

培训指导单位：	时间：___年___月___日
培训指导人员：	基层单位领导签字：

日常工作情况

1. 数据安全：□落实《重庆市孕前优生信息安全管理办法》

(1)落实孕优项目信息工作小组：负责人：_____，联系电话：_____

(2)落实项目信息协调员：姓名：_____，联系电话：_____

(3)落实数据录入人员：

　　□固定录入人员(____人)，姓名：_____、_____、_____

　　□各业务科室录入

　　□乡镇参与录入(参与人数____人)，录入内容：□基础信息　□妻子一般情况

　　□妻子体格检查　□妻子临床检查　□妇科 B 超　□丈夫一般情况

　　□丈夫体格检查　□丈夫临床检查　□其他检查　□评估建议告知书

(4)保密措施：

　　□计划怀孕夫妇个体信息保密：_____

　　□群体信息保密：_____

　　□生物样本信息保密：_____

　　□账号密码保密：_____

　　□委托机构的安全管理：_____

2. 数据质量：

(1)人员培训：□参加 2012 年市级专项培训(____人)、专题讲座(_____人)

(2)每月档案自查 10%(_____份，合格率____%)

(3)档案抽查

　　□风险评估建议告知及时率：抽查 10 份，及时告知____份

　　□档案录入及时率：抽查 10 份，及时录入____份

　　□电子档案合格率：抽查____份，合格____份

　　□档案修改率：档案完成____份，修改____份

　　□档案真实率：抽查 10 份，真实____份

3. 数据应用：

　(1)定期分析

　(2)政府决策

培训指导意见：

孕前优生健康检查项目信息管理评估指标

（2013 年版）

项目名称		内 容	检查方法	分值
孕前优生健康检查信息管理工作评估指标	建立项目信息协调员制度和月报告制度（25 分）	1. 建立项目信息协调员制度,具有信息协调员	查看文件、制度	8 分
		2. 及时、准确、完整录入家庭档案表	现场查阅家庭档案表,检查是否及时录入;与电子档案比对,是否完整录入	10 分
		3. 建立月报告制度,每月及时上报上月孕优工作小结	查看文件、制度;查看小结	7 分
	数据质量控制（30 分）	每季度以 1% 比例对电子家庭档案数据录入质量进行核查	查看核查报告	30 分
	信息资料管理（15 分）	1. 具有"优生健康教育活动登记本、孕前优生健康检查登记本、高风险人群评估及咨询指导记录本、孕前优生检查转诊登记本、早孕随访登记本、妊娠结局随访记录本"等原始表册	具有上述登记册、登记翔实	10 分
		2. 原始表册记录规范	是否登记,记录是否规范	5 分
	数据分析（30 分）	每季度提交家庭档案阳性率分析报告、家庭档案录入质量控制报告,每年提交高危夫妇主要危险因素流行情况报告和待孕夫妇健康现状报告	查阅上述分析报告	30 分

孕前优生健康检查项目数据分中心工作方案
（2013 年版）

为落实好国家免费孕前优生健康检查项目数据管理,加强数据的应用与开发,强化数据监测,提高决策效率和公共服务水平,依据渝人口办发〔2013〕9 号文件精神,制定本工作方案。

一、组织建设

孕前优生数据分中心在研究院领导下,在国家孕前优生信息中心和委科技处指导下开展工作。分中心下设管理岗和业务岗(数据管理、质量控制、数据分析、数据开发和系统维护)。

(一)数据管理岗位设置及职责任务

1. 工作职责

(1)承担全市免费孕前优生健康检查项目相关数据信息收集、汇总、分析工作。

(2)接受国家中心技术指导,按要求上传全市孕前优生健康检查相关信息和数据。

(3)为全市技术服务人员和管理人员使用免费孕前优生健康检查项目信息管理系统提供培训、咨询和技术指导,解答疑难问题。

2. 岗位任务

(1)基础数据管理。

工作内容:做好每月基础数据信息的收集、存储、汇总、分析和双月工作通报。

工作方式:数据统计、报表、工作通报。

工作要求:按时、规范、零差错。

(2)数据查询咨询。

工作内容:及时应答系统查询、解答各方信息咨询,做好基层查询咨询内容记录,梳理和分析基层反映的共性问题和难点,咨询相关专业人员及时回馈基层疑难,帮助基层降低档案录入的差错率;密切监测系统是否正常运行,及时联系国家孕前优生数据中心和信息中心了解异常情况及处理方式及结果,及时报告部门负责人和主管部门,提高服务满意率。

工作方式:电话、网络、现场、会议。

工作要求:及时、准确、服务满意率达95%以上。

(3)人员培训指导。

工作内容:针对国家系统升级、数据转移和质量管理要求,及时开展信息专管人员岗位能力提升培训,向技术服务人员和管理人员专题讲座数据管理知识,有针对性地现场帮助基层带培指导初任人员胜任工作。

工作方式:集中培训、现场示范、实训带教、网络指导。

工作要求:规范、专业、及时。

(二)质量控制岗位设置及职责任务

1.工作职责

负责全市免费孕前优生健康检查技术服务电子数据质量管理和质量控制,指导各级从事免费孕前优生健康检查的服务机构建立数据录入质量控制制度,定期按一定比例对电子家庭档案数据录入质量进行核查,确保信息准确及时。

2.岗位任务

(1)基础数据质量比对。

工作内容:指导服务机构和信息专管人员建立电子数据录入质量控制制度;按照全市孕优质量要求,每月与全员信息系统(PIC)比对目标人群准确率,每月按1%抽查电子档案质量。

工作方式:系统比对、电话抽查、档案核查。

工作要求:及时、准确。

(2)数据应用安全监测。

工作内容:建立并严格执行孕优数据收集、存储、交汇、传输、分析和应用与公布等工作中的信息安全管理流程,做好信息传输和公开使用登记。加强全市各区县信息协调员和录入人员岗位管理,建立人员岗位档案,每季度统计更新1次基层人员的变化情况、抽查1次用户账号管理情况。

工作方式:建立规范、网络统计。

工作要求:规范、及时、准确。

(三)数据分析岗位设置及职责任务

1.工作职责

负责向市人口计生委提交孕前风险评估、优生咨询指导和孕前预防措施相关数据分析报告。

2.岗位任务

工作内容:基础性分析报告,每季度比对1次各项检查结果偏倚,汇总分析高风险人群数据结果,及时发现影响全市优生的主要风险因素,提交孕前风险评估相关数据报告。决策性分析报告,结合高风险人群数据变化,按半年、1年做好优生咨询指导和孕前预防措施相关数据分析报告。

工作方式:每季度议会报告1次全市数据管理情况,互通需求和技术支持。每季度报告1次基础性分析结果,每半年报告1次决策性分析结果。

工作要求:及时、全面、专业。

(四)数据开发与系统维护岗位设置及职责任务

工作职责:负责数据交汇和传输、硬件设备和系统软件环境维护、数据存储、数据备份;负责孕优信息系统的扩展利用,逐步实现与全员人口信息系统数据互通共享;负责采取相应的网络安全保障措施,确保数据安全。

工作内容:数据开发,负责孕优数据与PIC数据的对接和比对工具开发;根据工作要求,组织对孕优数据进行二次开发利用。系统维护,保证系统正常运行,解决系统运行中硬件故障和软件常见问题;根据系统运行状况,实时提出整改意见和建议;定期做好数据备份。网络安全,制定安全管理制度和实施措施,配置和管理网络安全设备,开展安全等级保护工作,制定安全处理应急预案。

工作方式:按照市人口计生委科技处工作要求,加强与国家中心联系,接受国家中心技术指导,对数据开发进行需求分析,定期向领导部门报告系统运行状况,开展安全检查。

工作要求:数据开发和应用要根据国家和市人口计生委要求按时、按质完成;数据维护工作每季度进行一次报告;网络信息安全按照国家三级等保要求进行。

二、研究院与信息中心人员职责任务界定

(一)研究院实施的数据管理事项

研究院负责承担基础数据管理、基础性分析和决策性分析等,由1名副主任具体负责。

(二)信息中心实施的数据管理事项

信息中心负责承担数据数据交汇、移植、传输、硬件设备和系统软件环境维护、数据存储、备份等,由1名副主任具体负责。

数据开发由委科技处牵头,研究院与信息中心共同承担数据开发。

三、分中心主要工作流程

（一）基础数据管理流程

1. 每月 1 日从系统下载技术服务报表数据、存档、汇总，按统一格式统计、填报各项内容，通过部门人员逻辑审查无误，分中心副主任审核、主任签字，每月 10 日前上报委科技处。

2. 在月报基础上，双月汇总全市孕优项目临床技术指导、检验质量控制、风险评估咨询、家庭档案质量、人员培训情况、每月电子档案抽查和目标人群准确率抽查以及区县工作汇报等，按统一格式形成工作通报，经副主任审核、主任签字、院级审批后，双月 10 日前上报委科技处。

（二）数据查询咨询流程

1. 每日按时到岗，畅通网络和电话，按首接负责制接收数据查询、工作咨询和问题反映，按照数据安全管理办法的要求，及时回复解答，并做好工作记录。

2. 每月最后一个工作日梳理和分析 1 次基层反映的共性问题和难点，形成电子文稿，报部门、提出建议或寻求解答、及时反馈基层。

3. 每日按时到岗，关注系统运行是否正常，主动联系信息中心了解情况，必要时联系国家所了解情况，运行异常影响时间较长或影响面较大时要及时报告部门及委科技处说明情况，寻求帮助、及时排查。

（三）人员培训指导流程

1. 年末或年初依据国家和委科技处要求，拟订年度培训计划，结合共性和难点问题以及工作要求，修订补充培训内容，做好培训准备，按计划执行。

2. 每月现场指导 2 个区县，翔实了解和指导数据录入、质控、安全和分析，做好指导记录，帮助基层逐步掌握数据分析能力。

（四）数据质量比对流程

1. 每月初按上月技术服务统计总量的 1% 抽取各区县家庭档案，进行录入质量核查，每季度报告 1 次。

2. 每月初通过临床工作统计量，提取基本信息，与 PIC 系统信息进行比对，计算符合率，双月通报 1 次。

3. 每月电话核实上述基本信息比对的家庭档案 80～120 份，记录真实性情况，双月通报 1 次。

（五）数据应用安全监测流程

1. 对内提供数据，由使用部门提出查询需求申请，基础数据管理人员登记，报分中心副主任审定。

2.对外提供数据,由分中心主任审核,报研究院分管领导审批。特殊数据由研究院分管主任审核,报市人口计生委科技处审批。

(六)数据分析报告流程

1.每月结合技术服务统计数据和临床工作量数据、随访工作量统计、档案质量进行综合数据审核和质量评估。

2.撰写基础统计分析报告和决策建议分析报告。

3.将分析报告报分中心主任审核、报研究院分管领导审批。

4.定期上报委科技处。

(七)数据开发应用流程

1.由委科技处和发信处组织分中心工作人员确定开发内容和开发方式。

2.分中心按照开发内容组织进行需求调研和需求分析。

3.组织系统开发招标。

4.组织系统测试、应用试点及推广。

(八)系统维护与网络安全工作流程

参见西南信息中心工作规范。

四、分中心运行与管理

1.市人口计生委是市孕前优生数据分中心的行政主管部门,负责分中心的建设、运行和管理。

2.市人口计生委将市孕前优生数据分中心作为计划生育技术服务信息化工作的重要内容,在人员、设备、运行经费和工作经费等方面给予保障。

3.市孕前优生数据分中心按照工作职责,配备必需的硬件设备、网络接入和固定岗位工作人员,并需具备一定的网络运行、安全保障和服务能力。

五、2013 年实施步骤

(一)建立规章

设计孕优数据分中心工作方案,完善数据管理工作规范,明确工作人员岗位任务,优化工作内容及流程,建立密切与国家中心、区县中心的技术指导联系制和与主管部门、西南信息中心定期议会报告制。

(二)明确任务

数据管理基础性工作,占分中心工作量30%,专业水平30%。数据应用分析性工作,占工作量 30%,专业水平 80%。数据应用开发性工作,占工作量 20%,专业水平 80%。数据安全与系统维护工作,占工作量的 20%,专业水平 80%。

(三)人员配置

1. 研究院:配置 2 名专业人员负责基础性工作;配置 1 名流病统计人员和 1 名临床医学人员负责分析性工作,在委科技处牵头下,联合临床专家和信息技术人员开展孕优系统二次数据开发应用。

2. 信息中心:配置 2～3 名专业技术人员进行数据开发和系统维护工作,配置 1 名技术人员负责系统安全。

(四)能力建设

1. 人员能力

(1)数据管理与分析人员:在知识上要熟悉孕优项目信息系统、高危风险人群系统数据库,掌握管理员手册相关知识,不断加强预防医学、相关临床医学、卫生服务管理等专业理论知识与方法的学习和积累,定期接受国家级培训和技术指导。在技术上,要能熟练回应来自各方要求的系统查询、信息咨询和数据统计操作,并承担人员培训和技术指导;承担基础分析的工作人员还要能承担流行病学分析和决策分析,逐步具备数据开发能力。在管理上,全面知晓政府相关文件精神与要求、数据管理环节、信息管理工作规范和孕前优生信息管理评估指标,承担好主管部门要求的数据上报、质量控制和情况通报。

(2)系统维护与网络安全人员:参见西南信息中心工作规范。

2. 工作环境

(1)数据管理与分析:相对独立的办公室(数据管理室、数据分析室)。

(2)系统维护与网络安全:参见西南信息中心工作规范。

3. 工作设备:电脑、网络、办公设备等。

(五)工作检查

依据工作规范,工作人员每双月自查,部门负责人督查,分中心每月进行电子档案和准确率抽查,全年对区县信息工作进行 1 次评估检查。

孕前优生健康检查项目信息系统
数据质量监测方案

（2013 年版）

一、线上监测

1. 监测要求：完整性、时效性、唯一性。

2. 监测指标：参见《重庆市孕前优生健康检查项目线上线下监测指标一览表》。

3. 监测方法：用管理员账号登录重庆市数据分中心网址。

4. 监测报告：每年完成 1 次，格式如下。

二、线下监测

1. 监测要求：逻辑性、准确性。

2. 监测指标：参见《重庆市孕前优生健康检查项目线上线下监测指标一览表》。

3. 监测方法：用管理员账号登录重庆市数据分中心网址。

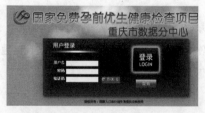

4. 监测报告：每年完成 1 次，格式如下。

××地区免费孕前优生健康检查项目
数据监测报告(模板)

(统计时段:___年___月___日 — ___年___月___日)

前 言

第一部分 项目工作概况

截至20____年____月____日,已创建家庭档案____份,向××万名参检对象提供了____人次的病史询问、____人次医学检查,完成____份风险评估与告知书以及信息录入,共筛查出风险人群____人,早孕随访____人次、妊娠结局随访____人,发现不良妊娠结局____例。

一、技术服务情况

1. 参检人群:总量、各年度人数、城乡比例、男女比例。

2. 医学检查:按孕优管理与决策系统中的统计报表的内容统计报告。

3. 高风险率:按孕优管理与决策系统中的统计报表的内容统计报告。

4. 妊娠结局:按孕优管理与决策系统中的统计报表的内容统计报告。

二、随访工作情况

1. 早孕随访:按孕优管理与决策系统中的统计报表的内容统计报告。

2. 妊娠结局随访:按孕优管理与决策系统中的统计报表的内容统计报告。

三、档案质量情况

1. 档案完成率:按孕优管理与决策系统中的档案质量管理的内容统计报告。

2. 档案修改率:按孕优管理与决策系统中的档案质量管理的内容统计报告。

3. 档案逾期率:按孕优管理与决策系统中的档案质量管理的内容统计报告。

➢逾期评估率;

➢早孕随访逾期未访率;

➢妊娠结局随访逾期未访率。

4. 档案抽查情况:按日常质量控制的要求统计报告,包括家庭档案记录的合格率、风险评估的准确率、纸电档案录入一致性。

5. 单一指标风险因素漏判情况。

6. 检查结果阳性值偏倚情况(95%置信区间):按孕优管理与决策系统中的统计报表的内容统计报告。

小结:

第二部分　参检人群情况

一、参检人群情况

1. 人口学特征:按家庭档案基本信息表的内容统计报告。

2. 主要风险因素:依据家庭档案检查表。

(1)遗传风险。

(2)疾病风险。

(3)感染风险。

(4)生殖风险。

(5)服药风险。

(6)饮食及营养相关风险。

(7)生活行为方式风险。

(8)环境毒害物风险。

(9)社会心理风险。

小结:

二、风险人群情况

1. 人口学特征:参见前1。

2. 主要风险因素:参见前2。

小结:

三、人群健康状况与风险因素的变化

1. 参检人群的变化

(1)人口学特征的变化。

(2)计划怀孕夫妇健康状况变化:按年度统计变化。

(3)病史及环境暴露相关风险因素变化:按年度统计变化。

小结:

2. 风险人群的变化:依据孕优高风险人群数据库系统的内容统计报告。

(1)妻子不良妊娠情况。

（2）高危疾病史。

（3）高危家族史。

（4）孕前病毒筛查高危。

（5）实验室检查异常。

（6）妻子生殖道感染。

（7）环境毒害物接触。

（8）妻子年龄和体重指数。

小结：

四、存在的问题及政策建议

存在问题：

意见和建议：

重庆市孕前优生健康检查项目通报模板

区县	目标人群（人）			目标人群覆盖率			目标人群准确率		妊娠人员随访率		档案合格率			高风险率
	合计	城镇	农村	合计	城镇	农村	PIC信息准确率	电话抽查准确率	早孕随访率	妊娠结局随访率	风险评估准确率	纸质档案合格率	电子档案合格率	
合计														

孕前优生健康检查项目线上线下监测指标一览表

（2014 年版）

类别	指标名称	计算公式	数据来源	备　注
档案质量管理综合统计9项	档案修改率	申请修改过完成状态的档案数/档案总数×100%	管理与决策信息系统	线上监测
	档案逾期评估率	［档案总数（以建档日期为准）－已完成评估的档案数］/档案总数（以建档日期为准）×100%	同上	线上监测
	早孕随访逾期未访率	无随访过程记录的档案数/档案总数（以评估日期为准）×100%	同上	线上监测
	妊娠结局随访逾期未访率	妊娠结局随访过程为空的档案数/已孕档案数（早孕随访状态为完成）×100%	同上	线上监测
	评估完成率	评估状态为完成的档案数/档案总数（以建档日期为准）×100%	同上	线上监测
	早孕随访率	（早孕随访完成的档案数＋早孕随访未完成的档案数）/评估为完成状态的档案总数（以评估日期为准）×100%	同上	线上监测
	早孕失访率	末次随访状态为失访的档案数/评估为完成状态的档案总数（以评估日期为准）×100%	同上	线上监测
	妊娠结局随访率	（妊娠结局随访完成的档案数＋妊娠结局随访未完成的档案数）/早孕随访为完成状态的已孕的档案数（以早孕随访日期为准）×100%	同上	线上监测
	妊娠结局随访失访率	末次随访状态为失访的档案数/早孕随访为完成状态的档案总数（以早孕随访日期为准）×100%	同上	线上监测

续表

类别	指标名称	计算公式	数据来源	备注
档案抽查5项	家庭档案记录的完整率		家庭档案专家抽查	线下监测
	风险评估准确率		同上	线下监测
	告知书撰写的完整率		同上	线下监测
	纸电档案的一致性	纸质档案填写项目数/网络电子档案录入项目数×100%	同上	线下监测
	风险因素漏判率	应判风险因素的档案数/抽查已完成评估的档案数×100%	同上	线下监测
工作通报7项	目标人数覆盖率	当年实际完成的检查人数/当年应完成的检查人数×100%	数据统计	政府督查
	目标人群准确率		同上	政府督查
	电子档案合格率	专家档案抽查达标合计	同上	政府督查
	高风险人群比例	参检人群中具有风险因素的人数/参检总人数×100%	同上	政府督查
	妊娠人群随访率		同上	政府督查
	孕优检验室间质评优良率	国家室间质评成绩	同上	政府督查
	孕优检验室检验合格率	省级检验指导中心现场抽检达标成绩	同上	政府督查
电话抽查6项	真实性	是否是自愿参加,是否询问,检查了哪些项目,是单方/双方参检	问卷记录统计	第三方监测
	完整性	检查了哪些项目,是单方/双方参检,空腹抽血	同上	第三方监测
	告知及时性	检查后得到告知书的时间	同上	第三方监测
	咨询指导率	检查后医生是否有告知	同上	第三方监测
	随访率	检查后有无人询问怀孕或生产情况	同上	第三方监测
	服务满意率	是否满意	同上	第三方监测

续表

类别	指标名称	计算公式	数据来源	备注
	检查总人数	全市及各区县月检查人数、年检查人数	统计报表（评估）	24 h 后
	健康教育人次	全市及各区县月健康教育人数、年健康教育人数	同上	24 h 后
	病史询问人次	全市及各区县月病史询问人数、年病史询问人数	同上	24 h 后
	孕前医学检查总人次	全市及各区县月医学检查总人次、年医学检查总人次	同上	24 h 后
	20 项孕前医学检查正常/异常人数	全市及各区县月正常/异常人数、年正常/异常人数	同上	24 h 后
	具有风险因素的人数	全市及各区县月有风险因素人数、年有风险因素人数	同上	24 h 后
技术服务统计报表15项	咨询指导人次	全市及各区县月咨询指导人数、年咨询指导人数	同上	24 h 后
	早孕随访人次	全市及各区县月早孕随访人次、年早孕随访人次	同上	24 h 后
	妊娠结局随访人次	全市及各区县月妊娠结局随访人次、年妊娠结局随访人次	同上	24 h 后
	分娩及终止妊娠总人数	全市及各区县月分娩及终止妊娠总人数、年分娩及终止妊娠总人数	同上	24 h 后
	正常活产儿人数	全市及各区县月正常活产儿人数、年正常活产儿人数	同上	24 h 后
	新生儿早产数	全市及各区县月新生儿早产数、年新生儿早产数	同上	24 h 后
	新生儿出生低体重儿人数	全市及各区县月正常/异常人数、年正常/异常人数	同上	24 h 后
	出生缺陷儿人数	全市及各区县月正常/异常人数、年正常/异常人数	同上	24 h 后
	其他不良妊娠数量	全市及各区县月正常/异常人数、年正常/异常人数	同上	24 h 后

续表

类别	指标名称	计算公式	数据来源	备注
临床工作统计6项	建档数量统计	未完成档案数、完成档案数、建档总数（各区县）	工作量统计数据	实时统计
	检查人数统计	男性检查人群、女性检查人数、合计检查人数（各区县）	同上	实时统计
	检查项目统计	17个检验项目的男女性正常、男女性异常人数	同上	实时统计
	早孕随访量统计	完成随访（早孕随访表为完成随访状态的档案）、随访中（早孕随访中（评估建议为完成状态且早孕随访表为未创建状态的档案）	同上	实时统计
	妊娠结局随访量统计	完成随访（妊娠结局随访表为完成状态的档案）、待随访（早孕随访（妊娠结局随访表未完成状态，同时妊娠结局随访表为未创建状态的档案）	同上	实时统计
	出生缺陷登记随访量统计	已完成（出生缺陷儿登记表为完成状态）、未完成（出生缺陷儿登记表为未完成状态）、合计总数以及完成率（完成的出生缺陷儿数/总数）	同上	实时统计

孕前优生健康检查项目数据保密协议

（2013 年版）

甲方：_____（以下简称提供方）

乙方：_____（以下简称使用方）

　　为加强孕前优生健康检查项目数据信息管理,确保个体信息和群体信息在下载、存储、交汇、传输、清理、转换、统计和分析中的安全保密,双方就做好项目分析数据安全保密,达成以下协议。

　　一、本协议数据"提供方"为甲方,"使用方"为乙方。

　　二、本协议所述"保密数据"为重庆市孕前优生数据分中心提供给乙方的(时间段为:_____)已评估的原始数据。

　　三、使用方必须按照《中华人民共和国保守国家秘密法》和《中华人民共和国保守国家秘密法实施办法》等相关法律法规及行业管理文件的要求,对保密数据进行有效管理,做好安全保密工作。

　　四、使用方为保密数据的安全管理者。使用方不得将保密数据用于甲方委托的项目分析以外的工作,不得以商业目的使用该数据开发应用或转让、申请专利或以其他形式向他人披露;使用方可根据项目分析需要,对数据进行必要的清理和数据格式进行转换;但未经甲方许可,不得擅自将清理、转换后的数据对外发布和提供,不得擅自利用保密数据自行开展或与其他机构合作开展研究,不得擅自将保密数据及研究分析结果提供给市人口计生委以外的任何机构和个人,不得擅自在公开刊物上登载发表和在互联网上传输、登载。

　　五、使用方有责任和义务落实各项保密措施。一旦发生数据泄密涉密事件,使用方负全部责任。对造成不良影响的,报请上级有关机构批示处理;对造成严重不良后果的,报纪检监察机关进行责任追究;构成犯罪的,移交司法机关,依法追究其刑事责任。

六、本协议书自签订之日起生效。

七、本协议书一式三份,分别由提供方、使用方和重庆市孕前优生数据分中心存档被查。

使用方单位(签章):＿＿＿＿＿＿＿＿＿＿＿＿

使用方负责人(签字):＿＿＿＿＿＿＿＿＿＿＿

联系电话:＿＿＿＿＿＿＿＿＿＿＿＿＿＿＿

××××年×月××日

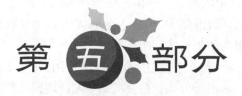

第 五 部分

项目数据研究

孕前优生健康检查项目数据监测与数据管理开发

出生缺陷一级预防重大项目——国家免费孕前优生健康检查,已在全国推广。为保障项目顺利实施,重庆市 2011 年引入孕前优生健康检查信息管理系统,在全市 39 个区县(注:本书为便于与实际工作开展的区域划分一致,将万盛经济技术开发区单列为区来处理,故为 39 个区县)全面推广应用,并于 2013 年正式成立省级孕前优生数据分中心,承担全市孕优数据管理"人员培训、质量控制、数据分析、信息上报"职责,履行层级管理职能。此处就省级分中心建设、数据监测、数据分析与数据管理开发的系列做法予以介绍。

一、中心建设

依托市级研究院和信息中心联合组建省级孕优数据分中心,由政府主管部门负责分中心的建设、运行和管理,并将其作为全市技术服务信息化工作的重要内容,在人员、设备、经费上给予保障[10]。数据分中心设主任 1 名,按照工作职责,分别在信息中心和研究院确定 1 名系统管理员和 1 名信息协调员作为分中心副主任,各自配备 2 名承担系统管理和数据管理的工作人员。信息中心依据《省级数据分中心建设技术管理规范》[11],负责机房建设、网络运行、软件部署、系统维护,落实服务器集中运营监控与项目数据迁移,负责采取相应的网络安全保障措施,确保数据安全。研究院依据《信息系统使用管理规范》[12],负责系统使用的培训、指导、检查和数据分析,全面执行国家要求的孕优技术服务月报工作制度和区县两级配置信息协调员制度,培训指导覆盖全市项目点的孕优检查相关数据信息收集、存储、汇总、分析和电子数据质量管理与质量控制。2013 年全市实现了所有项目点孕优数据管理区域性集中和统计报表网络直报,为数据线上监测建立了良好的运行基础和支撑保障。

二、数据监测

(一)监测内容

监测项目运行质量和任务完成,主要围绕政府落实目标人群覆盖率、目标人群准确率、妊娠随访率、档案合格率、检验室间质评优良率等考核要求,将其与检查流程中临床检查、实验室检查、风险评估、早孕及妊娠结局随访等技术服务规范要求和质量管理重点环节结合,确定了一系列监测内容,分年度有重点地落实。

(二)监测手段

项目试点期间主要依托人工抽查和手工报表,项目全覆盖后,主要借助国家孕前优生健康检查项目管理与决策信息系统的技术服务报表、档案质量管理综合统计和工作量统计功能,辅以人工抽查,逐步过渡到以系统监测为主,按月按季分析报告,专家针对发现的问题多途径督导和开展专题培训的持续质量改进管理循环。

(三)监测指标

基于政府目标考核指标,结合技术管理环节质量控制,形成《重庆市国家免费孕前优生健康检查项目线上线下监测指标一览表》,包括档案质量管理指标、档案抽查指标、工作通报指标、电话抽查指标、技术服务统计指标和临床工作量统计指标,界定各指标数据来源、计算公式和监测路径,分类按月按季线上监测、线下抽查,定期形成数据监测报告,及时防范和纠偏查错。

(四)重点监测

2012年通过技术服务报表主要监测人群覆盖率和高风险人群比例,同时开展人工抽查档案质量和检验室间质评。2013年增加目标人群准确率跨库比对、线上档案综合质量10个指标监测、15个风险评估指标漏判核查、妊娠结局随访率监测、20项检查结果异常率分布统计判断以及实施第三方电话抽查服务规范的落实情况。

(五)监测效果

在推广项目的同时,省级分中心及时质量抽查和数据监测,确保了全市项目运行的规范化和政府要求的质量水平。

1. 档案质量。2013年家庭档案抽查总评分由年初97.33%、年中97.87%上升到年末98.53%,均高于2012年全市总评分95.12%,全市家庭档案质量合格率总体水平连续两年超过95%,各项目点普遍达到政府目标要求的90%合格率以上。

2. 目标人群准确率。开展全市所有项目点参检目标人群基础信息与PIC比对,2013年目标人群准确率分别达到年初82.39%、年中93.25%和年末95.25%,实现了政府当年要求的95%水平。

3. 妊娠结局随访。通过监测反映出全市目标人群组织和随访工作落实的不足,在加强目标人群准确率比对监测的同时,市级专家组开始有针对性地深入基层培训指导,及时补充了《孕前优生健康检查随访服务规范》,全市妊娠结局随访率开始由 2012 年的 63.61%,提升到 2013 年的 72.43%,促进了基层随访服务的落实。

4. 风险评估。2013 年采取全库下载核查单—风险因素漏判排查,对全市使用风险评估分类法和评估标准的质量进行监测,共核查 63 811 份电子档案的 15 个评估指标是否评估为风险因素,总计漏判率为 8.04%,对全市风险比例的影响由年初的 3.65%,下降到年末的 2.04%,促进了全市风险评估准确率的持续高水平稳定,结合目标人群准确率、档案合格率,督导部分区县查明和消除高风险人群比例偏高或偏低现象。

5. 检查结果变化。全市在加强检验室间质评的同时,2013 年采取线上季度监测所有项目点 20 个检查项目异常率(阳性率)频数分布表,统计均数、极差、百分位数间距和 95% 可信区间,重点关注有无异端值,及时从技术管理和人群健康角度查找原因。2013 年通过监测发现各项目点的检验项目正常参考值与系统设置的不同,省级信息协调员会同临床检验专家及时进行了调整。市级专家针对检查结果连续出现异端值的部分项目点开展了现场督导,首先排除技术管理上的影响,如核查设备状态、了解对象服务流程、严格标本采集要求和室内质控操作规程,对检查项目异常率高于全市平均水平的地区连续监测,通报政府,提醒项目点查找流行病学原因。对异常率占比过大的项目,提醒基层加强社区宣传教育和参检人群的咨询指导。

三、数据分析

按照国家要求的层级管理职能,省级分中心的重要功能之一是定期开展孕前风险评估、优生咨询指导和孕前预防措施相关数据分析报告,为此配置了专职流病统计学专业人员与临床专业人员共同分析年度数据,与工作开展情况结合形成工作报告和分析报告。2012 年、2013 年分别在国家培训会、全市工作会上予以报告。

(一)日常分析

按月提交工作报告,依据上述监测指标所反映的全市项目运行情况,针对政府年度目标任务,从工作量、工作质量和存在的问题以及工作建议上,形成情况报告,按月发送省级主管部门。自项目开展以来,省级分中心已提交日常报告 25 份,全部形成政府的工作通报,颁发全市所有项目点所在政府部门和技术服务机构作为情况通报和工作指导。

（二）年度分析

分析工作主要依据信息系统中电子档案呈现的数据,第一年借助高风险人群数据库,按季度形成全市计划妊娠夫妇检查结果分析报告和年度分析报告,重点分析参检、档案、随访情况和妊娠结局以及待孕夫妇健康现况、高风险人群主要风险因素分布;第二年分别从流行病学角度和借鉴国家中心分析基本框架,形成了本地区项目开展 3 年的评估报告和全市数据监测报告,分别从定量与定性资料,反映项目实施效果与人群健康现状以及高风险人群风险因素分布。2013 年进行全库数据清理、风险分类统计和年龄分层分析,从临床角度形成技术分析报告,借助流行病学理论与多元统计分析方法,深入探究本地区特定人群的健康风险因素,为本地政府调整检查内容、修正风险评估标准、形成有针对性的咨询指导规范、建立高危人群针对性干预措施和实现出生缺陷全程监测提供基线数据和对策。

（三）数据开发

基于政府管理需要和基层数据应用优化需求,省级分中心从两个方面初探数据开发,一是与全员人口信息系统管理决策系统联通共享,实现目标人群自动比对、数据日常报表优化;二是以孕前优生健康检查家庭档案数据挖掘为出发点,以GIS 地图作为承担电子健康档案信息的展现形式,储存和处理属性信息和空间信息,实现项目点多维、动态、实时有效地空间展示区域内计划怀孕受检人群相关健康信息、分布规律与特征,满足优生健康管理、出生缺陷干预以及借助其独有的空间分析功能和可视化表达,为各级政府实现人口计生社会管理与公共服务进行各种辅助决策提供一种全新手段。

1. 数据优化管理。基于本地区全员人口信息平台建设和家庭健康信息二次开发,在政府全员人口信息管理平台上形成优生服务信息窗口,在基础信息上共享全员人口的数据,在技术服务信息上,完善和补充全员人口的信息采集;围绕本地项目日常管理和技术环节质量控制需要,开发程序以实现目标人群的自动核查、流动人口档案自动标识、短信息随访自动发射功能、电子档案录入质量自动统计、评估完成时间自动统计标注、单方与双方参检信息自动统计、随访记录自动按乡和村自动归类以及标准化 B 超检查结果报告模板。

2. 数据时空管理。以计划怀孕人群、优生健康检查相关结果、出生缺陷预防干预服务活动作为三个纬度构建一个逻辑架构,便于基层计划生育服务机构或医疗保健单位对辖区内计划怀孕人群的管理和开展社区诊断。该系统建立在全员人口信息管理系统的平台上,将与人群健康区域卫生信息系统关联协同。

总之,作为服务地区政府和基层项目推进国家重大公共服务项目的省级数据分中心，在引入信息化手段、借助网络系统开展数据监测、针对决策和干预提供数据分析、提供特定人群健康信息管理、开展数据开发上有着广阔的拓展空间，在数据管理的各个环节上发挥着越来越显著的作用。

孕前优生健康检查项目评估数据分析报告

一、项目概况

随着社会经济的快速发展和医疗技术服务水平的提高,人口增长进入低生育水平状态,妇女、儿童健康水平不断提高,孕产妇死亡率及儿童死亡率逐步降低,提高人口质量尤显重要。出生缺陷是指婴儿出生前发生的身体结构、功能或代谢异常。出生缺陷可由一系列危险因素造成,包括社会经济学因素、遗传因素(如基因缺陷、染色体异常)、孕期感染(如梅毒、风疹)、孕妇营养状况(如碘和叶酸的缺乏)、环境因素(如饮酒、吸烟、高剂量的射线暴露)等。出生缺陷是导致婴儿和儿童死亡的首位原因。2006 年美国发布的"全球出生缺陷报告"中显示全世界每年出生缺陷人数超过 800 万,每年造成 330 万 5 岁以下儿童死亡、320 万儿童终身残疾。出生缺陷对发展中国家的影响尤为严重,90% 以上的出生缺陷儿和 95% 的出生缺陷儿的死亡发生在占世界人口 85% 的发展中国家。

近年来,随着我国妇幼卫生工作的加强,妇女、儿童健康水平不断提高,孕产妇死亡率和婴儿死亡率由 2000 年的 53/10 万和 32.2‰下降到 2011 年的 26.1/10 万和 12.1‰,妇幼工作取得可喜的成绩。但是,儿童出生缺陷率却呈现逐年增高趋势。在婴儿死因的构成比顺位中,出生缺陷也由 2000 年的第 4 位上升至 2011 年的第 2 位,达到 19.1%,日益成为我国的重大公共卫生问题。2012 年,卫生部发布我国出生缺陷总发生率约为 5.6%,与世界中等收入国家的平均水平接近。但由于人口基数大,每年新增出生缺陷病例总数庞大,约为 90 万例,其中出生时临床明显可见的出生缺陷约有 25 万例,每年的出生缺陷儿数量约占全世界的 20%。出生缺陷不仅降低了人群健康水平和人口素质,同时因治疗、残疾或死亡导致的疾病负担巨大。据 2003 年的资料测算,我国每年因神经管缺陷造成的直接经济损失超过 2 亿元,每年新出生的唐氏综合征生命周期的总经济负担超过 100 亿元,新发先天性心脏病生命周期的总经济负担超过 126 亿元。在社会保障水平总体偏低的情况下,出生缺陷导致的因病返贫、因病致贫现象在中西部贫困地区尤为突出。由此可见,出生缺陷不仅影响儿童的生命健康和生活质量,给家庭带来沉重的精神和经济负担,而且影响整个国家人口素质和人力资源的健康存量,影响经济社会的健康可持续发展。

重庆市作为中国西部地区唯一的直辖市,也是出生缺陷发病率较高的地区之一。在2004—2009年,渝东南和渝东北地区的出生缺陷发生率分别为39.84‰和49.48‰;渝东南地区前3位出生缺陷类型分别为疝、多指(趾)并指(趾)、隐睾,渝东北地区前3位出生缺陷类型分别为疝、隐睾、先天性心脏病;并且发现,男童和出生地为农村者出生缺陷患病率较高。

目前出生缺陷预防分为三级:一级预防是把工作做在怀孕之前,减少出生缺陷的发生;二级预防是把工作做在怀孕之后,减少出生缺陷的出生;三级预防是把工作做到出生之后,及时对缺陷儿诊治,减轻缺陷程度。

为降低出生缺陷的发生,提高人口出生素质,2010年4月,经国务院批准,国家免费孕前优生健康检查项目正式启动。该项目以试点地区符合生育政策、计划怀孕的农村夫妇(包括流动人口计划怀孕夫妇)作为服务对象,提供免费的孕前优生健康检查服务,旨在通过服务提高计划妊娠比例;提高计划怀孕夫妇优生科学知识水平,增强孕前风险防范意识;改善计划怀孕夫妇健康状况,从而达到降低或消除导致出生缺陷等不良妊娠结局的风险因素,预防出生缺陷发生,提高出生人口素质的最终目的。2010年,我市南岸区、渝北区、九龙坡区、永川区、荣昌区5个区纳入国家第一批试点;2011年,沙坪坝区、万州区2个区又纳入国家第二批试点;并从2012年1月起,在全市39个区县全面实施免费孕前优生健康检查,将目标人群由农村户籍人口和流动人口扩大到包括城镇人口在内的所有符合条件的对象,实现了城乡统筹全市覆盖。

孕优项目已在我市开展3年多,本次评估分析拟通过收集我市孕优项目实施的相关信息,综合分析,评估项目的实施状况,发现重庆市出生缺陷的现状及其危险因素的流行病学分布,并提出针对性的政策和建议,以达到降低出生缺陷率,提升人口素质的目标。

二、评估分析方法

(一)资料来源

选取2010—2012年我市参加免费孕前优生健康检查的计划怀孕夫妇的资料。我市享受免费孕前优生健康检查的目标人群应同时具备两个条件:一是符合生育政策并准备怀孕的夫妇;二是夫妇双方至少一方具备本地户籍或夫妇双方非本地户籍,但在本地居住半年以上。

(二)评估分析内容

我市三年项目工作开展的基本情况;我市参加免费孕前优生健康检查的计划怀孕夫妇的人口学特征;我市参加免费孕前优生健康检查的计划怀孕夫妇的健康状况及风险因素及其分布;妊娠结局分析;我市第一批国家试点区县三年实施情况比较。

依据分析结果,提出针对性的政策建议和措施,以增强计划怀孕夫妇的孕前风险防范意识,改善计划怀孕夫妇健康状况,降低或消除导致出生缺陷等不良妊娠结局的风险因素,预防出生缺陷发生,提高出生人口素质。

(三)统计学分析

我市所有参加免费孕前优生健康检查的计划怀孕夫妇信息均录入了国家免费孕前优生健康检查项目信息管理系统,将 2010—2012 年我市参加免费孕前优生健康检查的计划怀孕夫妇信息导出,整理后采用 SAS 软件进行统计分析。

三、结果

(一)我市三年项目工作开展的基本情况

2010—2012 年重庆市参加免费孕前优生健康检查的总人数为351 973 人,男性142 726 人,女性209 247 人,其中包括 2010 年 5 个国家试点区 37 505 人、2011 年7 个国家试点区 57 427 人、2012 年全市 39 个区县 257 041 人。

三年共建立免费孕前优生健康检查家庭档案 215 255 份。开展病史询问351 891 人,病史询问率99.97%;体格检查 351 891 人,体检率99.97%;临床实验室检查 350 487 人,检查率99.57%;B 超检查 208 692 人,检查率99.73%;发现高风险人群 91 097 人,高风险人群比例 25.88%;咨询指导 626 832 人,早孕随访34 778 人,妊娠结局随访 18 174 人。

(二)我市参加免费孕前优生健康检查的计划怀孕夫妇的人口学特征

2010—2012 年的参检人群中,男性平均年龄为 33.1 岁,女性平均年龄为30.8岁;文化程度以初中为主,占 47.12%;职业以农民为主,占 51.04%;户口以农业户口为主,占 80.08%。参检人群年龄、文化程度、职业及户口分布详见表 5.1 至表 5.4。

表 5.1 参检人群年龄分布情况

年龄/岁	合计 例数(%)	男 例数(%)	女 例数(%)
18—20	280(0.08)	29(0.02)	251(0.12)
21—35	260 134(73.90)	102 905(72.1)	157 228(75.14)
≥36	90 298(25.65)	39 221(27.48)	51 077(24.41)
不详	1 276(0.36)	585(0.41)	691(0.33)
合计	351 987(100.00)	142 726(100.00)	209 247(100.00)

表 5.2 参检人群文化程度分布情况

文化程度	合计 例数(%)	男 例数(%)	女 例数(%)
小学及以下	24 745(7.03)	10 076(7.06)	14 668(7.01)
初中	165 844(47.12)	66 996(46.94)	98 848(47.24)
高中	73 795(20.97)	33 641(23.57)	40 154(19.19)
大学及以上	58 451(16.61)	27 817(19.49)	30 634(14.64)
不详	29 103(8.27)	4 182(2.93)	24 921(11.91)
合计	351 987(100.00)	142 726(100.00)	209 247(100.00)

表 5.3 参检人群职业分布情况

职业	合计 例数(%)	男 例数(%)	女 例数(%)
农民	179 642(51.04)	72 947(51.11)	106 695(50.99)
工人	43 797(12.44)	19 211(13.46)	24 587(11.75)
公职	28 619(8.13)	13 616(9.51)	15 003(7.17)
服务业	33 038(9.39)	15 628(10.95)	17 409(8.32)
其他	66 876(19.00)	21 323(14.94)	45 553(21.77)
合计	351 987(100.00)	142 726(100.00)	209 247(100.00)

表 5.4 参检人群户口分布情况

年龄	合计 例数(%)	男 例数(%)	女 例数(%)
城镇户口	70 117(19.92)	30 373(21.28)	39 744(18.99)
农业户口	281 856(80.08)	112 353(78.72)	169 503(81.01)
合计	351 973(100.00)	142 726(100.00)	209 247(100.00)

（三）我市计划妊娠人群健康状况

在三年生育风险评估期间，91 097 人被评估为高危对象，即存在对怀孕不利的风险因素，高危风险人群比例为 25.88%。

1. 病史询问中发现的风险因素。

女性在怀孕风险因素中，曾有不良妊娠结局比例相对较高，达 45.81%；其次，目前或终止避孕前未采用避孕措施者全市占一半以上，达 50.2%；其他风险因素由高到低分别为：妇科疾病（4.04%）、接触毒害物质（4.03%）、既往病史（3.83%）、服药（2.40%）、有家族病史（1.56%）、吸烟（0.8%）；此外，报告有出生缺陷者共 603 人（0.29%）、分娩过出生缺陷儿者全市 1 073 人，占曾孕育女性的 0.51%；报告为近亲结婚者 93 例；祖父母/外祖父母、父母两代家族内有近亲结婚史者，全市共 545 例。

男性怀孕风险因素中，吸烟率相对较高，占 41.15%；其他风险因素由高到低分别为：接触毒害物质（5.83%）、既往病史（2.97%）、有家族病史（1.43%）、男科疾病（1.36%）、服药（1.16%）；有出生缺陷者 259 人，占 0.18%；祖父母/外祖父母、父母两代家族内有近亲结婚史者全市共 419 人。见表 5.5。

表 5.5 参检人群病史询问中发现的风险因素

女性风险因素	例数（%）	男性风险因素	例数（%）
曾有不良妊娠结局	95 853（45.81）	吸烟史	58 728（41.15）
妇科疾病	8 462（4.04）	接触毒害物质	8 320（5.83）
接触毒害物质	8 440（4.03）	疾病史	4 234（2.97）
疾病史	8 008（3.83）	家族病史	2 041（1.43）
用药史	5 026（2.40）	男科疾病	1 943（1.36）
家族病史	3 259（1.56）	用药史	1 651（1.16）
吸烟史	1 680（0.80）	出生缺陷	259（0.18）
出生缺陷	603（0.29）	祖父母/外祖父母、父母两代家族内有近亲结婚史	419（0.29）
分娩过出生缺陷儿	1 073（0.51）	—	—
近亲结婚	93（0.04）	—	—
祖父母/外祖父母、父母两代家族内有近亲结婚史	545（0.26）	—	—

2. BMI 结果。2010—2012 年参检人群 BMI 异常率为 30.9%,其中,男性 BMI 异常率高于女性,前者占 34.2%,后者占 28.6%。女性 BMI 异常情况依次为:超重(13.5%)、轻体重(12.6%)、肥胖(2.5%);男性 BMI 异常情况依次为:超重(23.8%)、轻体重(5.5%)、肥胖(4.9%)。见表 5.6。

表5.6　参检人群 BMI 情况

BMI	<18.5(轻体重)	18.5~24.0 (健康体重)	24.0~28.0 (超重)	≥28.0(肥胖)	合　计
女性	26 365(12.6)	149 402(71.4)	28 248(13.5)	5 231(2.5)	209 247
男性	7 850(5.5)	93 914(65.8)	33 969(23.8)	6 993(4.9)	142 726
合计	34 141(9.7)	243 213(69.1)	62 299(17.7)	12 319(3.5)	351 973

3. 临床检查结果及风险因素分布。2010—2012 年参检女性体格检查异常率为 0.46%,如精神、智力、五官脊柱等,主要为智力异常(0.13%);生殖系统检查异常率为 14%,如第二性征、子宫,主要为宫颈异常(10.6%),其次为分泌物异常(3.28%)。女性生殖系统检查异常率最高为渝中区,高达 89.3%;共有 6 个区县异常率超过 35%,分别是渝中区、城口县、万盛区、巫溪县、巴南区和江津区。从年龄分布看,18—20 岁年龄段参与体检及生殖系检查的女性人数过少,体检异常率及生殖异常率误差大,无参考价值。随年龄增长女性体检及生殖系统检查异常率有上升趋势,35 岁及以上女性体检及生殖系统检查异常率最高,分别为 0.54%、16.7%。见表 5.7。

表5.7　不同年龄女性体检及生殖系统检查情况

女性年龄 /岁	体　检		生殖系统检查	
	正常	异常	正常	异常
	例数(%)	例数(%)	例数(%)	例数(%)
18—20	247(98.37)	4(1.63)	203(80.89)	48(19.11)
20—35	156 552(99.57)	676(0.43)	136 568(86.86)	20 660(13.14)
≥35	50 801(99.46)	276(0.54)	42 547(83.3)	8 530(16.7)
合计	207 597(99.54)	959(0.46)	179 316(85.98)	29 240(14.02)

注:此表不包含年龄不详参检女性。

参检男性体格检查异常率 0.31%,主要为四肢脊柱异常(0.08%);生殖检查异常率 8.7%,主要为包皮异常(5.22%),其次为睾丸异常(0.22%)。男性生殖系统异常率最高为渝中区42.4%,其次为北碚区36.4%。从年龄分布看,18—20岁年龄段参与体检及生殖系检查的男性人数过少,体检及生殖系统检查异常率误差大,无参考价值。随年龄增长,男性体检异常率有上升趋势,35岁及以上男性体检异常率最高,约0.5%。见表5.8。

表5.8 不同年龄男性体检及生殖系统检查情况

男性年龄 /岁	体 检		生殖系统检查	
	正常	异常	正常	异常
	例数(%)	例数(%)	例数(%)	例数(%)
18—20	29(100)	0(0.0)	26(89.29)	3(10.71)
20—35	102 699(99.8)	206(0.2)	93 705(91.06)	9 200(8.94)
≥35	39 197(99.5)	196(0.5)	36 021(91.84)	3 200(8.16)
合计	141 729(99.7)	426(0.3)	129 759(91.28)	12 396(8.72)

注:此表不包含年龄不详参检男性。

4.实验室检查结果及风险因素分布。

(1)女性实验室检查结果及风险因素分布。

三大常规检查中,白带检查的线索细胞阳性率2.31%,念珠菌感染阳性率2.36%,滴虫感染阳性率0.56%,清洁度异常(Ⅲ/Ⅳ度)率15.65%,胺臭味试验阳性率2.37%,pH值异常(≥4.5)率8.14%;血常规检查中,血红蛋白低于正常值范围(<110 g/L,提示可能贫血或出血等)者所占比例为7.36%,红细胞低于正常值范围(<3.5×10^{12}/L,提示可能贫血或出血等)者所占比例为3.07%,血小板低于正常值范围(<100×10^9/L,提示可能有出血倾向等)者所占比例达4.21%,白细胞低于正常值范围(<4.0×10^9/L,提示脾功能亢进或造血功能障碍等)者所占比例达5.56%,白细胞高于正常值范围(>10.0×10^9/L,提示各种细菌感染、炎症等)者所占比例达3.79%;尿常规异常率为14.32%。

血生化检查中,空腹血糖异常(>6.1 mmol/L)者占8.74%,其中空腹血糖值在6.1~7.0 mmol/L范围内者占6.41%,空腹血糖值≥7.0 mmol/L者占2.33%;丙氨酸转氨酶(ALT)高于正常值范围者占5.65%;血肌酐(Cr)高于正常值范围者占2.07%。

血型检查中,各血型(ABO)所占比例由高到低依次为:O型(33.92%)、A型(32.75%)、B型(24.65%)、AB型(8.68%),另外,Rh阴性血型者占0.81%。

促甲状腺素(TSH)低于正常值范围者占1.99%,促甲状腺素(TSH)高于正常值范围者占5.65%。

女性血清病毒学检查中,梅毒螺旋体筛查阳性率0.73%,淋球菌筛查阳性率

0.14%,沙眼衣原体筛查阳性率0.37%,风疹病毒IgG、巨细胞病毒IgG与IgM阳性率分别为63.27%、62.23%、0.37%,弓形虫IgG与IgM阳性率分别为4.38%、0.47%,乙肝血清学检测HBsAg、HBsAb、HBeAg、HBeAb、HBcAb阳性率分别为6.46%、39.24%、1.5%、6.64%、15.02%。

2010—2012年建档的女性中,约99.73%完成了B超检查。在女方妇科B超检查中,结果异常率9.52%。

(2)男性实验室检查结果及风险因素分布。血生化部分,丙氨酸转氨酶(ALT)高于正常值范围者占18.04%,远高于女性(5.65%);血肌酐(Cr)高于正常值范围者占11.03%,远高于女性(2.07%);尿常规异常者占7.83%;各血型(ABO)所占比例由高到低依次为:O型(34.56%)、A型(32.68%)、B型(24.44%)、AB型(8.32%),另外,Rh阴性血型者占0.95%;男性梅毒螺旋体筛查阳性率为0.64%;乙肝血清学检测HBsAg、HBsAb、HBeAg、HBeAb、HBcAb阳性率分别为9.02%、37.96%、1.94%、7.39%、15.79%。

(四)早孕及妊娠结局随访情况

1.早孕随访情况。

(1)早孕随访人数。2010—2012年全市共完成早孕随访34 778人,其中已孕29 294人,失访5 484人,失访率15.76%。随访人数超过2 000人的共有5个区,分别是永川区(7 979人)、荣昌区(7 671人)、九龙坡区(3 462人)、渝北区(3 158人)、长寿区(2 719人);随访人数低于100人的区县有璧山区(98人)、南川区(93人)、彭水县(88人)、武隆区(53人)、梁平区(30人)、城口县(19人)、巫山县(11人)、忠县(2人)。随访失访率最高的是酉阳县,达85%;其次为长寿区(84.1%)、沙坪坝区(66.4%);在随访人数较多的区县中,渝北区(0.2%)、九龙坡区(0.5%)和荣昌区(1.3%)的失访率较低。

(2)早孕期间叶酸规律服用情况。有21 314人规律服用叶酸,占72.76%;6.4%的人表示不规律服用;未服用的占19.8%。叶酸规律服用率超过80%的4个区县为永川区(93.9%)、渝中区(87.8%)、长寿区(85%)、北碚区(81.8%);叶酸规律服用率低于50%的区县有江津区(45.2%)、黔江区(44.6%)、奉节县(44.3%)、酉阳县(38.1%)。

2.妊娠结局随访情况。2010—2012年全市共完成妊娠结局随访18 174人,其中已分娩16 106人,失访2 068人,占11.38%。在已随访到的对象中,正常活产14 875人,占妊娠总数的92.36%。异常妊娠占7.64%,前3位依次为:流产(5.58%)、早产(1.02%)、低出生体重(0.4%)。见表5.9。

表 5.9 2010—2012 年妊娠结局构成

妊娠结局	例数(%)	妊娠结局	例数(%)
正常活产	14 875(92.36)	引产	26(0.16)
自然流产	637(3.96)	异位妊娠	19(0.12)
医学性人工流产	261(1.62)	出生缺陷	18(0.11)
早产	165(1.02)	发育迟缓	5(0.03)
低出生体重	65(0.4)	过期产	3(0.02)
死胎死产	31(0.19)	双胎综合征	1(0.01)

发现 18 例出生缺陷儿,其中先天性心脏病有 8 例,占缺陷儿总数的 44.44%。生育双/多胞胎的妇女异常妊娠发生率比生育单胞胎的妇女为高,前者发生率为 30.14%,后者 1.67%。孕妇的城乡户籍、年龄、文化程度等因素与异常妊娠发生率无明显关系。

妊娠结局随访人数空间分布差异非常大,大约 79% 的妊娠随访结局来自荣昌区(28.34%)、永川区(23.19%)、九龙坡区(14.5%)、渝北区(12.79%)4 个区。在这 4 个区中,渝北区异常妊娠率最高,达 13.47%;其次为九龙坡区 3.39%、荣昌区 2%,最低为永川区 0.55%。其他区县随访人数过少,异常妊娠率误差大,无参考价值。

(五)重庆市 5 个第一批国家试点 2010—2012 三年情况比较

1. 工作量变化。建立家庭档案数,开展病史询问、体格检查、临床实验室检查、B 超检查及风险评估人次,2011 年均有所下降,2012 年有所增加;且孕优各环节开展人次,2012 年所占比例显著高于前两年。见表 5.10。

表 5.10 2010—2012 年重庆市孕前优生各环节开展完成情况比较

时 间	建档家庭	病史询问（已完成）	体格检查（已完成）	临床实验室检查(首诊完成)	B 超检查（已完成）	风险评估人次
	例数	例数	例数	例数	例数	
2010 年	20 063	38 025	37 999	37 955	19 835	38 124
2011 年	20 038	36 151	36 149	36 123	19 471	37 466
2012 年	22 941	41 218	41 214	41 211	22 024	42 636
合计	63 042	115 394	115 362	115 289	61 330	118 226

注:数据来源于九龙坡区、南岸区、荣昌区、永川区、渝北区 5 个区三年免费孕前优生健康检查数据,统计时段 2010.01.01—2012.12.31。

2.参检人群人口学特征变化。来源于九龙坡区、南岸区、荣昌区、永川区、渝北区5个区 2010—2012 三年免费孕前优生健康检查的数据显示,参检男性、女性的平均年龄均有逐年减小的趋势,但平均年龄仍在 30 岁左右;男、女文化程度有逐年提高的趋势,2010 年和 2011 年均以初中学历为主,2012 年以高中学历为主;男、女的职业虽仍以农民占绝大多数,但其所占比例逐年有所下降,服务业及其他行业所占比例有所上升;男、女户口虽仍以农业户口为主,所占比例逐年亦有所下降。综合看来,每年的参检对象有由最初单一的中年低文化背景的农村人群向年轻化、更高文化程度,除农民以外更多职业背景的人群转变的趋势。

3.计划妊娠夫妇健康状况变化。参检人群常规体检异常率、B 超异常率以及高风险比率呈现逐年下降趋势,2012 年显著低于前两年;生殖系统异常率前两年有显著下降趋势,2012 年异常率趋于稳定;病毒及实验室筛查中,梅毒阳性率和淋球菌阳性率亦呈现逐年下降趋势,沙眼衣原体阳性率及巨细胞病毒 IgM 阳性率前两年呈现显著下降趋势,2012 年趋于稳定;风疹病毒 IgG、巨细胞病毒 IgG 及弓形虫 IgG 均呈现逐年升高的趋势;弓形虫 IgM 阳性率前两年有上升趋势,2012 年有所下降。见表 5.11。

表 5.11　2010—2012 年重庆市孕前优生参检计划妊娠夫妇健康状况

时　间	常规体检异常率/%	生殖系统异常率/%	病毒及实验室检查								B 超异常率/%	高风险比率/%
			梅毒阳性率/%	淋球菌阳性率/%	沙眼衣原体阳性率/%	风疹 IgG 阳性率/%	巨细胞 IgM 阳性率/%	巨细胞 IgG 阳性率/%	弓形虫 IgM 阳性率/%	弓形虫 IgG 阳性率/%		
2010 年	0.29	7.18	0.55	0.16	0.2	15.88	0.42	15.76	0.15	0.52	6.03	32.86
2011 年	0.26	6.04	0.42	0.15	0.08	36.42	0.19	32.11	0.21	0.57	4.84	31.28
2012 年	0.13	6.26	0.36	0.08	0.1	55.72	0.2	51.95	0.1	1.83	4.25	24.92
合计	0.22	6.49	0.44	0.13	0.13	36.76	0.27	34	0.15	1.01	5	29.2

注:数据来源于九龙坡区、南岸区、荣昌区、永川区、渝北区5个区三年免费孕前优生健康检查数据,统计时段 2010.01.01—2012.12.31。

4.病史及环境暴露相关风险因素变化。女性的病史及环境暴露相关风险因素三年排位顺序基本一致,其中,接触毒害物质、既往病史、妇科疾病、服药、家族病史、吸烟所占比例呈逐年下降趋势;曾有不良妊娠结局所占比例 2011 年较 2010 年有所升高,2012 年有所下降。报告曾有出生缺陷、分娩过出生缺陷儿及祖父母/外祖父母、父母两代家族内有近亲结婚史例数 2012 年亦有所下降。见表 5.12。

表 5.12 2010—2012 年重庆市孕前优生检查女性主要风险因素

时　间	曾有不良妊娠结局/%	接触毒害物质/%	既往病史/%	妇科疾病/%	服药/%	家族病史/%	吸烟/%	曾有出生缺陷/n	分娩过出生缺陷儿/n	祖父母/外祖父母、父母两代家族内有近亲结婚史/n
2010 年	69.49	6.8	4.7	4.4	2.7	1.49	1.2	55	114	38
2011 年	77.03	4.4	3.9	2.8	2.4	1.5	1.1	38	70	37
2012 年	73.35	2.8	3.5	2.3	1.3	1.17	1	46	98	34
合计	73.13	4.6	4	3.1	2.1	1.37	1.1	139	282	109

注:数据来源于九龙坡区、南岸区、荣昌区、永川区、渝北区 5 个区三年免费孕前优生健康检查数据,统计时段 2010.01.01—2012.12.31。

男性的病史及环境暴露相关风险因素三年排位顺序基本一致,吸烟、接触有害物质、既往病史、家族病史所占比例 2011 年有所上升,2012 年有所下降,且 2012 年显著低于前两年所占比例。男科疾病、服药所占比例呈逐年下降趋势,2012 年显著低于前两年。报告出生缺陷及祖父母/外祖父母、父母两代家族内有近亲结婚史的例数 2012 年亦有所下降。见表 5.13。

表 5.13 2010—2012 年重庆市孕前优生检查男性主要风险因素

时　间	吸烟/%	接触毒害物质/%	既往病史/%	家族病史/%	男科疾病/%	服药/%	曾有出生缺陷/n	祖父母/外祖父母、父母两代家族内有近亲结婚史/n
2010 年	37.8	5.5	2.4	1.25	1.1	1.1	24	29
2011 年	44.6	6.4	3	1.34	1	1	31	23
2012 年	36.2	2.7	1.9	0.7	0.4	0.3	18	17
合计	39.3	4.8	2.4	1.08	0.8	0.8	73	69

注:数据来源于九龙坡区、南岸区、荣昌区、永川区、渝北区 5 个区三年免费孕前优生健康检查数据,统计时段 2010.01.01—2012.12.31。

四、项目成效

(一)初步掌握了我市计划怀孕夫妇健康状况,发现了与怀孕有关的风险因素并采取相应干预措施,把好了预防出生缺陷的第一道关口

生育健康的孩子,是每个家庭共同的期盼。出生一个缺陷儿,出生缺陷给社会

和家庭造成沉重的负担。孕前优生健康检查是出生缺陷一级预防的重要手段,是最为经济、有效的手段之一。开展免费孕前优生健康检查项目,是提高出生人口素质、促进家庭幸福、和谐的一项重大民生工程,是筑牢人口质量的第一道防线。项目在我市实施三年来,共为43.05万人提供了免费孕前优生健康检查,共建立免费孕前优生健康检查家庭档案20余万份。结果显示,我市参加免费孕前优生健康检查的计划怀孕夫妇总体健康状况与一般人群一致,但病史和临床检查等各项指标仍有一定异常比例。在病史询问中发现,女性曾有不良妊娠结局比例相对较高,达65.68%;其次,目前或终止避孕前未采用避孕措施者全市占一半以上,达50.2%,男性则是吸烟率相对较高,占42.4%。在临床检查中发现,参检人群BMI异常率为30.9%,即接近三分之一的参检人群身高体重指数异常,可能对健康和孕育造成负面影响。体格检查和生殖系统检查发现,随着年龄增长,男性和女性的异常率均有上升趋势,并且35岁及以上异常率最高,说明怀孕年龄不宜过大,尤其是35岁以上怀孕对孕妇本人和胎儿都可能产生不利影响。实验室检查环节重点筛查了可能由病毒细菌感染、糖尿病、肝肾功能异常、甲状腺功能异常等导致各种不良妊娠结局的疾病因素,如女性参检人群中,促甲状腺素水平异常的比例达到7.64%,这部分人群更容易发生流产、早产、胎儿宫内发育迟缓、死胎死产、子代内分泌及神经系统发育不全和智力低下等;而HBsAg阳性率女性为6.46%、男性为9.02%,这部分人群如果未把握好生育时机的选择,就很有可能造成母婴传播。

三年来,参加检查的计划怀孕夫妇中约8万人被评估为高风险人群,即存在对怀孕不利的风险因素,高风险人群比例为38.05%。针对高风险人群,服务机构均开展了个性化咨询指导和追踪随访,有效地避免了由风险因素引起的流产、死胎死产、母婴传播、出生缺陷等。

(二)广泛宣传优生知识,增强了群众优生意识和目标人群自愿参检意识

在开展免费孕前优生健康检查工作的过程中,我市各级人口计生部门坚持"面向基层、深入乡村、主动上门、方便群众"的工作方针,充分发挥计划生育管理服务网络优势,充分发挥报刊、广播、电视、网络等媒体的作用,采用专题宣传、开展讲座、发放健康资料、面对面咨询等多种方式,宣传优生科学知识和孕前优生健康检查的重要意义,广泛宣传国家免费政策,提高群众优生意识,动员广大群众积极支持和知情参与,目前全市优生宣传覆盖率达98.5%,优生知识知晓率达97.2%,计划怀孕夫妇自愿参检的意识明显增强。纵向比较分析我市5个第一批国家试点区县三年的参加人群情况,可以看出,参检对象有由最初单一的低文化背景的农村人群向年轻化、更高文化程度、除农民以外更多职业背景的人群转变的趋势;参检人群健康状况指标总体均呈上升趋势,而高风险人群比例则逐年下降;病史中询问中发现的风险因素除"曾有不良妊娠结局"这一因素比例居高不下之外,其余风险因素均有下降趋势,说明这 5 个区县参检人群总体优生意识和健康状况不断提高。

(三)以国家免费孕前优生健康检查项目管理与决策信息系统为基础,架起出生缺陷三级干预信息平台

以国家免费孕前优生健康检查项目管理与决策信息系统为基础,建立了重庆数据分中心,并以服务机构为终端平台,以服务流程为核心、以角色和权限划分为基础,在纵向上实现了国家、省级和县乡三级个案检查服务全过程数据采集、实时监控和数据分析。三年多来共录入孕优检查家庭健康档案几十万份,并通过身份证识别与行政区域的划分生成孕前优生健康检查家庭档案编号,可进行实时监测与定期分析,为制定人口安全措施、实施健康干预和健康管理提供依据,并已初步具备与现行的出生缺陷医院监测网联通的基础。

(四)建立了较为完善的免费孕前优生健康检查体系,带动全市技术服务体系能力提升

实施免费孕前优生项目以来,市委、市政府高度重视免费孕前优生项目,将其作为"提高出生人口素质、改善民生"的一项重要工作来抓,并以孕优项目开展为契机,大力加强服务体系能力建设。一是项目扩面提标。从 2012 年 1 月起,重庆自筹资金,率先在全市 39 个区县全面实施免费孕前优生健康检查服务,提前一年实现区域全覆盖,并将目标人群从农村计划怀孕夫妇扩大到所有城乡居民及流动人口,将结算标准由每对夫妇 240 元提高到 300～500 元,实现城乡统筹,三年多来,全市共投入检查经费 7 797 万元。二是抓硬件建设。三年累计投入 2.4 亿元,改造乡镇计划生育服务机构 461 个,改建率达 64.66%,并投入近 1.4 亿元购置孕前优生健康检查所需设备,通过基础设施改造和仪器设备上档升级,逐步构建了标准规范的服务体系。三是抓质量控制。始终严把质量控制环节,强化项目质量保障的顶层设计,制定了适合本地区的技术规范和质量控制体系,定期开展现场督导、发布工作通报和召开工作会议,将孕优试点工作纳入年终目标责任制,出台了单项的目标考核实施细则,确保工作科学规范开展。在 2013 年国家卫计委组织的孕优项目检验室间质评活动中,我市参加的 12 个区县成绩均为"优秀",优秀率达到 100%。四是抓人才培养。全市三年公开招录、招聘和调配临床和检验技术人员 100 余名,充实了人才队伍;累计培训人数达 10 000 余人次,实现了全市孕前优生健康检查技术人员培训的全覆盖,确保项目顺利实施。

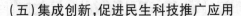

（五）集成创新，促进民生科技推广应用

2012 年重庆市科委组织实施区县、产业、民生和创新能力建设四大科技支撑示范工程，加强了对孕前优生健康检查关键技术研究的支持。2012 年针对项目实施中涌现的问题，已分别从临床医学、预防医学、卫生管理和人口学等方面开展了系列研究，其中"免费孕前优生健康检查风险人群评估标准"已在基层广泛使用，被纳入"重庆市科技惠民计划"成果汇编；风险因素分类法得到国家专家组的一致认可，并被编入国家人口计生委科技司，组织专家编写《孕前优生健康检查风险评估指导手册》向全国推广。

五、对策与建议

（一）强化社会宣传，提高公众对孕前优生健康检查的知晓率和参与率

从上至下形成全社会的宣传氛围，在官方网站上公布检查内容、服务获得途径、检查前注意事项、检查流程等内容；在村居，发放免费孕前优生健康检查宣传卡，通过进村入户进行广泛宣传，使群众知晓孕前优生健康检查的对象、对家庭和个人的好处、检查项目、服务流程和注意事项，强化舆论环境宣传。在乡镇卫计服务机构、公共服务中心办事大厅设置宣传刊板、开展优生优育、生殖保健咨询，加强对群众优生优育、生殖保健知识的教育。在区县卫计服务大厅、民政婚姻登记处设置宣传屏，对免费孕前检查的工作流程、注意事项进行宣传。建立全市孕前优生健康检查咨询指导信息服务电子平台，在开展免费查体的同时，针对检查情况进行个别优生指导和生殖健康保健咨询，对每名服务对象都给予有针对性的生殖保健建议，提高群众对免费孕前优生健康检查和优生知识的知晓率。

（二）努力提高免费孕前优生健康检查质量

孕前优生健康检查是以质量为中心、促进待孕夫妇的健康、消除影响优生的危险因素、提高服务对象的满意度为目标。高质量的孕前优生健康检查应为服务对象提供易获得、有效、适宜、连续、具有较高成本效益的检查，确保对象从健康教育、知情同意、孕前优生健康检查和风险因素评估、优生咨询指导、干预到如愿妊娠，甚至延伸到产前保健这一系统、完整的服务过程中，得到符合对象要求的、有技术标准控制的规范服务。在群众观念更新、资金到位、人力资源充足这些条件具备的情况下，努力提高检查质量，成为项目可持续的重要保障。着重体现在以下三个方面。

1.从不同环节把握目标人群的准确性。孕前优生检查的最终质量起始于参检目标人群的准确性。技术服务机构接诊人员应严格审核参检夫妇的妊娠计划时

效,把新婚待育人群列为主要的服务对象,对拟一年以上计划妊娠者的暂不提供服务,有效保证项目服务时效性,使妊娠结局随访有价值。

2. 稳定和加强孕优检查人力资源队伍建设。孕前优生健康检查既是项目工作,又是专业服务,服务内容涵盖了多学科、多领域的知识,不断提高基层服务人员专业水平,才能保障重大项目在人群中的可持续性。目前全市 39 个区县已初步形成一支专业队伍、一个公共服务平台实施全覆盖人群检查,技术服务队伍的能力提升是一个长期的系统工程。需要建立专项培训项目和培训基地,加强管理人员和技术人员的公共服务理念、家庭计划指导能力、优生咨询指导水平和临床检查操作技能的培训,保证项目服务的规范统一。

3. 健全实验室管理制度,加强质量监督。孕前优生健康检查实验室筛查结果的准确与否,关系到孕前优生健康检查质量,关系到服务的可利用性,关系到孕前优生健康检查能否真正预防和降低包括出生缺陷在内的不良妊娠结局。加强机构管理,严格人员准入,规范服务流程,健全质控制度,才能确保孕前优生健康检查保质保量实施。这是孕前优生服务的前提和基础。

（三）科学制定考核指标,建立分项督导,完善城乡孕前优生项目考评机制

督导评估是确保孕前优生健康检查工作良性运行的重要保障。将 WHO 社区卫生服务绩效评估指标引入到计生服务网络出生缺陷综合干预服务评估体系。从基础工作的评价和功能运作的评价两方面,将项目实施的过程和结果相结合,定量与定性相结合,坚持客观、公正、实事求是的原则,全面评价社区层面（各乡镇/街道）、机构层面（服务单位）开展出生缺陷干预的成效。应不断优化评估内容,着力创新评估方法,力求构建"公开透明、相互制衡、查纠并举"的考评管理机制。孕前优生项目工作应注重实效,强调质量,不宜只追求数量指标,造成卫生资源的极大浪费,损毁政府在群众中的形象和声望;把孕前检查与辖区内出生人口质量、地方病的发生、高危孕产妇分娩等公共卫生服务结合起来。

（四）整合卫生资源,实现三级干预

国际公认有效的出生缺陷干预可分为三级,出生缺陷防治工作关乎家庭幸福和民族素质,关乎国家经济社会发展。目前在全市已分别实施了孕前检查、产前保健和新生儿筛查三阶段公共财政投入的免费服务。统筹卫计资源,设置一级干预在乡镇/社区起步、孕前检查、产前筛查在区县完成,产前诊断和重大疾病在市级专科处理的防治出生缺陷等不良妊娠发生的分级分层服务网络,针对未婚未孕者和已婚未孕者、未婚已孕者和已婚已孕者不同的服务流程、服务内容和服务衔接制度,扩大优生服务覆盖面。在技术上联通婚前、孕前与孕期和产后以及 5—7 岁儿

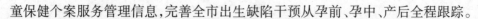

童保健个案服务管理信息,完善全市出生缺陷干预从孕前、孕中、产后全程跟踪。

(五)建立孕前优生健康检查三级联动服务模式,形成长效工作机制

实施免费孕前优生项目的过程是一个宣传群众、组织群众和服务群众的过程,必须调动各方面的积极力量,合理界定各层面的工作职责,才能形成齐抓共管的工作合力。提高优生检查人群覆盖率,不仅需要医学技术,更需要组织发动、宣传教育和咨询沟通能力。应建立"以县为主体、乡为基础、村为补充"的三级联动服务模式,在村社级,计生专干和中心户长面向社区、接近育龄群众,充分利用这一优势主要承担调查摸底、强化健康教育、宣传倡导、服务告知、随访等任务;在乡镇,卫计服务人员主要负责签订《知情同意书》、采集基本信息、进行一般性体格检查、预约服务和对一般人群的后续随访等工作,及时交流为育龄群众提供信息咨询、技术服务;区县服务机构建立健全技术服务质量管理体系,主要负责开展体格检查、实验室检查、风险评估、随访高风险人群等服务。风险因素评估后在本系统机构不能提供服务的,采取逐级转诊。由乡镇服务所首先转诊到县服务站,再由服务站转诊到上级机构或卫生机构,明确转诊具体原因和具体科室,减少或避免医疗纠纷、事故的发生,确保受检人群享有安全、可靠的服务。

(六)推进孕前优生项目的科研工作,为加速人口健康发挥作用

集约多学科资源,加强孕前优生健康检查内容及其服务流程的优化研究,研究孕前人群健康管理模式,建立人群出生缺陷等不良妊娠结局预报预警系统,实时数据监测全市孕前检查服务质量和出生缺陷发生情况和定期技术报告制度。

孕前优生健康检查项目数据监测报告

一、项目工作概况

截止 2013 年 9 月 30 日,创建家庭档案 30.14 万份,向 48.49 万名参检对象提供了 39.14 万人次的病史询问、721.71 万人次的医学检查,完成 29.68 万份风险评估与告知书以及信息录入,共筛查出风险人群 11.46 万人,早孕随访 16.08 万人次、妊娠结局随访 2.76 万人,发现不良妊娠结局 3 348 例。

二、技术服务情况

(一)参检人数

2010 年 9 月—2013 年 9 月,完成孕前优生健康检查 484 918 人,其中 2010 年 5 个国家试点区 37 505 人,2011 年 7 个国家试点区 57 427 人,2012 年 39 个区县 257 041 人,2013 年 9 月末 132 945 人。城乡参检比 19.45%/80.55%(1∶4)。男性 204 383 人,女性 280 535 人,男/女参检比 42.15%/57.85%(1∶1.3)。见表 5.14、表 5.15。

表 5.14 2010—2013 年孕优健康检查人数统计表(1)

统计时段	检查人数			构成比/%	
	合计	农村	城镇	农村	城镇
合 计	484 918	390 620	94 298	80.55	19.45
2010 年 9—12 月	37 505	30 490	7 015	81.3	18.7
2011 年 1—12 月	57 427	42 909	14 518	74.72	25.28
2012 年 1—12 月	257 041	208 457	48 584	81.1	18.9
2013 年 1—9 月	132 945	108 764	24 181	81.81	18.19

注:数据来源于 2013 年 10 月 20 日管理与决策信息系统技术服务报表。

表 5.15 2010—2013 年孕优健康检查人数统计表(2)

统计时段	检查人数			构成比/%	
	合计	男	女	男	女
合 计	484 918	204 383	280 535	42.15	57.85
2010 年 9—12 月	37 505	17 936	19 569	47.82	52.18
2011 年 1—12 月	57 427	24 501	32 926	42.66	57.34
2012 年 1—12 月	257 041	100 289	156 752	39.02	60.98
2013 年 1—9 月	132 945	61 657	71 288	46.38	53.62

(二)医学检查情况

完成病史询问 391 492 人,占检查总人数的 80.73%,该比例由 2010 年的 40.97%,提升到 2011 年的 69.45%、2012 年的 79.09% 和 2013 年 1—9 月的 100%。

完成临床检查 7 217 113 人次,占应检查人数的 99.60%(女性检查记录 20 项、男性检查记录 8 项)。其中,抽血检验 99.76%,体格检查(包括 B 超)91.76%。三年来孕优各项医学检查结果总体异常率的平均水平差异不大,但各区县间有 12 个项目检查结果异常率之间的差异明显。见表 5.16、表 5.17。

表 5.16 2010—2013 年检查人数统计表(3)

统计时段	病史询问数	询问率/%	临床检查数	检查率/%
合 计	391 492	80.73	7 217 113	99.60
2010 年 9—12 月	15 364	40.97	527 318	98.59
2011 年	39 883	69.45	847 821	99.22
2012 年	203 304	79.09	3 923 727	99.65
2013 年	132 941	100.00	1 918 247	99.96

表 5.17 2010—2013 年检查结果异常率

序 号	检查项目	2012 年异常率/%		2013 年异常率/%	
		最小值	最大值	最小值	最大值
1	病史询问	29.32	84.15	11.58	84.51
2	生殖系统检查	0.52	69.80	0.51	69.65
3	妇科 B 超常规检查	0.06	62.17	0.05	24.22

续表

序号	检查项目	2012 年异常率/%		2013 年异常率/%	
		最小值	最大值	最小值	最大值
4	白带常规检查	0.36	68.88	0.75	60.76
	沙眼衣原体检测	0	7.15	0	3.29
	淋球菌检测	0	1.03	0	4.19
5	梅毒螺旋体筛查	0	3.09	0	2.78
6	风疹病毒 IgG 抗体测定	0.1	97.59	0.08	99.67
7	巨细胞病毒 IgM 抗体测定	0.02	3.69	0.03	1.79
	巨细胞病毒 IgG 抗体测定	0.1	97.68	0	98.98
8	弓形体 IgM 抗体测定	0	4.57	0	6.84
	弓形体 IgG 抗体测定	0	21.53	0	21.37
9	尿常规检验	0.06	44.84	0.05	46.51
10	血清葡萄糖测定	1.77	59.83	1.43	56.5
11	肾功能检测(肌酐)	0.27	49.3	1.76	43.88

(三)高风险率

2010 年 9 月—2013 年 9 月共筛查出风险人群 114 694 人,占参检人群的 23.65%,其中男性 18 886 人,女性 95 808 人,男女比 1∶5.07。总的风险人群比例超过 2012 年全国平均水平(17.8%～20%)。2011 年以来,风险人群比例连续两年高于 20%,2013 年有所下降。各地区高风险率差异较大,2011 年在 6.46%～37.75%,2012 年在 8.42%～54.47%,2013 年 9 月在 6.63%～34.09%。见表 5.18。

表 5.18　2010—2013 年高风险总人数统计表

统计时段	检查人数			具有风险因素的人数			高风险率/%
	合计	男性	女性	合计	男性	女性	
合　计	484 918	204 383	280 535	114 694	18 886	95 808	23.65
2010 年 9—12 月	37 505	17 936	19 569	6 686	2 383	4 303	17.83
2011 年	57 427	24 501	32 926	13 502	4 170	9 332	23.51
2012 年	257 041	100 289	156 752	70 909	8 773	62 136	27.59
2013 年	132 945	61 657	71 288	23 597	3 560	20 037	17.75

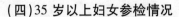

(四)35 岁以上妇女参检情况

2010—2012 年大于等于 35 岁人群占参检人群的 28.60%,其中女性占比 26.96%,均高于 2012 年全国平均水平 6% 和 2012 年全国出生缺陷人群监测总结报告的结果 7.26%(产妇年龄)。2013 年一季度为 23.87%,二、三季度明显下降且稳定在 8%~9%。见表 5.19。

表 5.19　孕优家庭档案单一风险指标评估统计表

统计时段	档案总数	评估记录人数	女方年龄≥35 岁人数	占评估数百分比/%
2013 年 4 月	6 378	6 283	1 500	23.87
2013 年 5 月	5 689	5 633	451	8.01
2013 年 6 月	7 741	7 522	608	8.08
2013 年 7 月	6 223	6 092	583	9.57
2013 年 8 月	9 930	9 710	901	9.27
2013 年 9 月	8 953	8 685	795	9.13

(五)妊娠结局

截止 2013 年 9 月 30 日,参检女性 280 535 人,妊娠结局随访 27 602 人,占参检女性总数的 9.84%。其中,正常活产 24 254 人,占比 87.87%,不良妊娠结局 3 348 例,占比 12.12%。

2010—2013 年期间,不良妊娠结局占比分别为 21.50%、9.79%、10.15% 和 15.01%,均高于 2012 年全国平均水平 8%。见表 5.20、表 5.21。

表 5.20　2010—2013 年妊娠结局随访情况统计表

统计时段	妊娠结局随访					
	合计	正常活产儿人数			不良妊娠结局人数	
		合计	构成比/%	性别比	合计	构成比/%
合　计	27 602	24 254	87.87	106	3 348	12.13
2010 年 9—12 月	200	157	78.50	124	43	21.50
2011 年	5 702	5 144	90.21	110	558	9.79
2012 年	10 496	9 431	89.85	105	1 065	10.15
2013 年	11 204	9 522	84.99	104	1 682	15.01

表 5.21　2010—2013 年不良妊娠结局随访情况统计表

统计时段	妊娠结局随访总数	不良妊娠结局数	不良妊娠结局发生率/%	新生儿早产率/%	新生儿低出生体重率/%	出生缺陷儿率/%	自然流产率/%	医学性人工流产率/%	治疗性引产率/%	异位妊娠率/%	死胎死产率/%	其他/%
合计	27 602	3 348	12.13	1.59	2.26	0.16	4.47	2.66	0.14	0.18	0.20	0.46
2010 年 9—12 月	200	43	21.50	3.00	3.00	0.50	7.00	5.50	0.00	0.00	1.00	1.50
2011 年	5 702	558	9.79	1.53	3.16	0.19	2.86	1.21	0.12	0.05	0.19	0.49
2012 年	10 496	1 065	10.15	1.11	2.02	0.08	4.44	1.71	0.10	0.11	0.15	0.43
2013 年	11 204	1 682	15.01	2.05	2.02	0.23	5.27	4.24	0.20	0.31	0.22	0.46

　　妊娠结局随访中,正常出生人口性别比 106。不良妊娠结局前三位的分别是:自然流产 4.47%、医学性人工流产 2.66% 和新生儿出生低体重 2.26%。其他不良妊娠结局构成比依次是:新生儿早产 1.59%、死胎死产 0.20%、异位妊娠 0.18%、出生缺陷儿 0.16% 和治疗性引产 0.14%。其中,新生儿出生低体重、新生儿早产和出生缺陷儿低于 2012 年全国出生缺陷人群监测总结报告的比例(3.42%、3.97% 和 189.46/万)。

三、随访工作情况

(一)早孕随访

　　完成家庭档案风险评估 295 013 份,记录早孕随访 160 876 人次,尚有 121 822 人待随访,随访率为 54.53%。其中,完成早孕随访 51 685 人,尚有 108 257 人还在随访中(未孕),失访 10 986 人,失访率 3.72%。

　　完成早孕随访人数占完成评估的比例为 17.51,低于 2012 年全国平均水平 24.67%(95 万/385 万份)。见表 5.22。

表 5.22　早孕随访完成情况统计表

统计时段	完成早孕随访数(已孕)	完成早孕随访数(失访)	未完成早孕随访数(已孕)	未完成早孕随访数(未孕)	未完成早孕随访数(失访)	待随访数	早孕随访数合计	随访率/%	失访率/%
合　计	40 699	10 986	816	108 257	51	121 822	160 876	54.53	3.72
2011 年	9 214	2 219	176	4 536	1	17 625	16 148	44.26	6.08
2012 年	17 209	7 158	439	79 118	45	61 459	104 001	63.18	4.35
2013 年	5 416	806	124	21 955	5	35 062	28 339	38.47	1.09

2012 年有 24 个区县早孕随访率超过 60%，有 6 个区县低于 10%。2013 年 1—9 月有 11 个区县超过 60%，有 3 个区县低于 10%。

2012 年完成的早孕随访中，有 7 个区县失访率超过 5%；2013 年 1—9 月有 3 个区县超过 5%。

（二）妊娠结局随访

完成早孕随访（已孕）40 699 份档案，记录妊娠结局随访 26 135 份，尚有 14 709 份待随访，随访率为 64.22%。完成妊娠结局随访 25 300 人，尚有 247 例在随访中（未分娩），失访了 238 人，失访率 0.58%。

完成妊娠结局随访人数占早孕随访（已孕）的比例为 64.22%，高于 2012 年全国平均水平 51.57%（49 万/95 万份）。见表 5.23。

表 5.23　妊娠结局随访完成情况统计表

统计时段	完成妊娠结局随访数（已分娩）	完成妊娠结局随访数（失访）	未完成妊娠结局随访数（未分娩）	未完成妊娠结局随访数（已分娩）	未完成妊娠结局随访数（失访）	待随访数	妊娠结局随访数合计	随访率/%	失访率/%
合　计	25 300	238	247	341	7	14 709	26 135	64.22	0.58
2011 年	9 283	30	28	52	0	629	9 393	101.94	0.33
2012 年	10 469	200	73	196	7	4 981	10 946	63.61	1.16
2013 年	2 712	6	134	60	0	9 046	2 913	53.79	0.11

2012 年有 23 个区县妊娠结局随访率超过 60%，有 1 个区县低于 10%。2013 年 1—9 月没有区县妊娠结局随访率超过 60%，有 8 个区县低于 10%。

2012 年已完成的妊娠结局随访中，有 7 个区县失访率超过 2%，2013 年 1—9 月有 1 个区县失访率超过 2%。

四、档案质量情况

（一）档案完成率

已建档案 303 549 份，评估告知建议书完成的档案为 295 013 份，评估完成率 97.19%。其中 2012 年评估完成率达 97.98%，高于国家数据中心报告的 2012 年全国水平 95.5% 。见表 5.24。

表 5.24　2010—2013 年孕优建档总数和评估完成总数统计表

统计时段	建档总数	完成评估数	未评估数	评估率/%	评估完成率/%
合　计	303 549	295 013	6 795	99.43	97.19
2010 年 9—12 月	20 746	20 245	409	99.56	97.59
2011 年	37 235	36 483	717	99.91	97.98
2012 年	167 652	164 613	2 839	99.88	98.19
2013 年	77 916	73 672	2 830	98.19	94.55

2012 年有 4 个区县评估完成率低于 95% ,2013 年 1—9 月,有 10 个区县低于 95% 。

（二）档案修改率

截止 2013 年 9 月 30 日,档案修改率为 9.78% ,与 2012 年 4.13% 比较,提高 5.65% ,明显高于 2012 年全国平均水平 3.3% 。见表 5.25。

表 5.25　2010—2013 年孕优档案修改率统计表

统计时段	档案总数	档案修改数	修改率/%
合　计	304 222	14 457	4.75
2011 年	37 235	54	0.15
2012 年	167 652	6 925	4.13
2013 年	77 581	7 456	9.61

三年来有 11 个区县档案修改率超过 7% 。2012 年有 7 个区县、2013 年 1—9 月有 22 个区县超过 7% ,其中有 4 个区县档案修改率高于 20% 。

（三）档案逾期率

逾期档案是指建档后 12 个月仍未完成评估、评估后 12 个月仍未完成早孕随访、早孕随访后 12 个月仍未完成妊娠结局随访的档案,这些档案没有评估、早孕或妊娠结局随访过程记录,逾期后,就分别进入逾期评估档案、早孕随访逾期档案和妊娠结局逾期档案管理,不再有效。

1.逾期评估率。截止 2013 年 9 月 30 日,档案逾期评估为 1.72% 。其中有 4 个区县超过 5% 。见表 5.26。

表 5.26　2010—2012 年逾期评估率统计表

统计时段	建档总数	逾期评估数	逾期评估率/%
2010 年 9—12 月	198 901	3 426	1.72
2011 年	37 235	752	2.02
2012 年	140 920	2 173	1.54

2. 早孕随访逾期未访率。截止 2013 年 9 月 30 日,早孕随访逾期未访率为 36.45%。有 16 个区县超过 40%,其中有 9 个区县超过 60%。见表 5.27。

表 5.27　2010—2012 年早孕随访逾期未访率统计表

统计时段	应随访档案数（早孕）	早孕随访完成数	早孕随访逾期数	早孕随访逾期未访数	早孕随访逾期未访率/%
2010 年 9—12 月	175 344	42 237	111 137	63 913	36.45
2011 年	33 773	11 433	22 340	17 627	52.19
2012 年	121 500	21 139	78 391	38 615	31.78

3. 妊娠结局随访逾期未访率。截止 2013 年 9 月 30 日,妊娠结局随访逾期未访率为 14.31%。有 13 个区县超过 20%,其中有 4 个区县超过 60%。见表 5.28。

表 5.28　2010—2012 年妊娠结局随访逾期未访率统计表

统计时段	应随访档案数（妊娠结局）	妊娠结局随访完成数	妊娠结局随访逾期数	妊娠结局随访逾期未访数	妊娠结局随访逾期未访率/%
2010 年 9—12 月	24 034	20 033	3 439	3 143	14.31
2011 年	14 253	10 799	2 892	2 685	18.84
2012 年	11 073	7 881	2 630	2 459	22.21

（四）档案抽查情况

按 1% 的比例连续两年人工抽查档案质量。2012 年 10 次抽查档案合格率 96.18%、风险评估准确率 95.12%、纸电档案一致率 98.7%。截止 2013 年 9 月,完成三次家庭档案抽查,三次总评分分别为 97.33、97.87 和 98.53,均高于 2012 年的总评水平。其中家庭档案合格率分别为 94.88%、98.46% 和 99.49%。风险评估准确率为 96.07%、97.44% 和 96.67%,告知书撰写正确率为 95.75%、96.41% 和 96.97%。第一季度电子档案合格率除 2 个区县为 90% 以外,其余区县均高于 95%。

（五）单一指标风险因素漏判情况

2013 年连续 6 个月共核查 23 894 份电子档案风险因素单一指标漏判情况。4—6 月应判断风险人数 5 353 人，漏判 723 例，漏判率为 13.50%；7—9 月应判断风险人数 5 565 人，漏判 399 例，漏判率 7.16%。

五、小结

目标人群覆盖率逐年扩大，已达到并超过国家的任务要求；建档及评估完成比例高，超过全国平均水平（95.5%），档案抽查合格率达标，但早孕逾期随访率超过总数的 1/3。档案修改率高，超过全国平均水平；医学检查中的抽血检验率 99% 以上、问诊率 80% 左右，体检率统计与群众反映之间存有约 10% 的差距。风险人群比例总体在逐年下降，接近国家平均水平，但部分区县风险评估率差异较大。随访率较低，早孕随访率和妊娠结局随访率均未达到 80%，随访人群主要集中在少数区县，影响对总体情况的判断。不良妊娠结局比例较高，超过国家平均水平。2013 年除新生儿出生低体重率与 2012 年持平外，不良妊娠结局总的比例和各项构成比均高于 2012 年的水平。

六、存在的问题

（一）计划妊娠夫妇参检率的问题

计划妊娠夫妇参检率有待提高。参检人群中 ≥35 岁女性参检比例过高，占参检女性的 17.07%，超过 2012 年全国平均水平 11.07%，也高于 2012 年全国妇幼卫生监测报告 ≥35 岁产妇占比 7.26%；2010—2012 年病史询问中参检者终止或未采取避孕措施者占 50.2%，而早孕随访到已孕的人数少，仅占参检女性的 14.50%，有报告中国人自然生育力为 83.3%。部分区县呈现目标人群覆盖率、风险人群比例和妊娠结局随访率之间"二高一低"的现象。

（二）孕优健康检查宣传普及不到位

组织上表现为各地前来参检的目标人群不完全符合免费纳入标准，服务上表现在参检对象的联系方式变动频繁、未按要求完全做到空腹检查、单方参检比例高、城镇参检比例低、流动人口参检比例低，影响项目全覆盖和工作质量的提升。

（三）提供的服务内容不全、不及时

主要表现为：①告知不及时。建档时间与评估完成时间，再到发放告知书的时间没有完全达到规范要求。风险评估完成率达 97% 以上，而电话抽查群众反映得

到检查结果的占 72%，其中有 32% 的人及时得到检查结果（半个月内），有 40% 的人得到了检查结果但不及时（超过 1 个月），有 28% 的人超过 1 个月还尚未得到检查结果。②2013 年电话抽查接受了病史询问的占 81.18%，接受了体格检查（包括 B 超）的占 91.76%，接受了抽血的占 99.76%。线上数据监测问诊率与体检率均接近 100%。③区县间有 12 个项目检查结果异常率的差异较大，需要进一步查找原因，排除技术能力和质量控制中的因素，有针对性地查找风险源。

（四）随访工作落实不到位的问题

突出表现在早孕随访率不高、未完成早孕随访和还未开始早孕随访的基数大（均在 10 万人以上），妊娠结局随访到的人数少且参检人群妊娠比例偏低，妊娠结局随访人群分布不平衡，主要集中 6 个试点区县。导致早孕随访逾期未访率和妊娠结局随访逾期未访率较高、参检人员满意度不高，电话抽查对孕优检查过程表示"满意"的占 77.65%。

临床早孕及妊娠结局随访工作开展不力原因：一是部分对象无生育意愿；二是宣传工作欠缺，对象信息掌握不全，参检人员流动性大，联系方式更换等，造成对象随访困难；三是随访工作职责分工不清，责任未落实，各级不清楚具体工作责任，由谁负责随访、什么时候随访、随访什么、随访后怎么录入等情况不清，还有区县对随访工作的要求有误解，认为风险人群也应该由中级以上职称的人员完成，因人手有限，工作量大，无法及时完成随访工作；四是区县大部分精力放在检查人数上，没有认真研究落实国家已明确的随访服务规范与要求，县乡联合服务的模式仍未有效建立，造成随访困难。

（五）临床质量控制责任制未能落实

一是人员配置不均衡，39 个区县平均设置工作人员 8～10，有的区县仅 4 人，多的 14 人，岗位职责界限不清，或人手不够，或全员参与分工随心所欲；二是培训与实评人员分离、评估签字与实评者分离、临床检查与实评人员分离等；三是病史询问逻辑性不强、体格检查准确性不高、区县间结果偏倚过大；四是风险评估准确率存在人为波动、告知书撰写用语有待商榷，甚至于有的存在医疗风险之可能、修改病历不规范等，由于有岗位人员未参加评估培训、标准掌握不准，尤其是对临界值的判断认识差异较大，导致临床风险评估漏判率超过 10%，主要表现在生殖道感染的指标、高血压、空腹血糖等指标；五是同一区县检验结果年度之间存在异常率差异大，其中涉及组织参检人多或人少与检验质控成本问题、检测试剂盒成本等，没有坚持严格按 SOP 要求操作。

(六)录入不及时、录入人员专业知识不足,错录现象明显

没有按规范流程完成检查、评估及实时录入,采取后台录入,兼职或临聘人员错录现象较明显,突出表现为体重指数误录、收舒张压颠倒、检验值误录、阴性/阳性符号颠倒、小数点错位等。

七、建议措施

(一)提高计划妊娠夫妇参检率

一是提高和强化各级工作人员对孕优检查目的及风险防控的正确认识,转变从行政管理到为公民提供促进优生健康的服务意识。二是必须全社会宣传发动,健康教育一定要深入社区、家庭甚至学校。要着眼于:①如何让群众知情、自愿和主动参检;②如何将孕前检查的信息和知识,以及国家免费优惠向前传递,让未婚先孕未参检的比例下降;③针对接近30%的农村户口、非农民职业的流动人口,如何让其及时知晓和及时方便主动参检。孕优项目实现城乡统筹全覆盖,城乡服务均等化方面,还需要更广泛的社会宣传和优质服务,要逐步提高城镇人群参检比例、流动人口参检比例和夫妇共同参检的比例。三是定期开展专项调查或第三方调查,充分利用信息化平台,建立长效机制,督导国家免费的公共服务项目的落实。

(二)提高妊娠结局随访率

一是要确保参检人群符合目标人群中的有生育意愿;二是做好检查前的宣传工作,确保参检人员不失联;三是高度重视对参检人员的随访工作要按照国家和市级明确的随访服务规范和职责划分,认真解决谁负责、怎么做、怎么检查考核等问题。

(三)严格技术规范和风险评估标准

一是真实完整规范实施好人群检查的各项内容,严格技术规范要求,真正做到质控,及时录入档案信息并减少差误,最大限度地降低修改率,杜绝有目的的人为修订;二是高风险人群比率偏高也可能与参检人群健康状况不良有关,需要加强监测。建议各区县充分利用好数据资源,信息专管人员要会同临床专业人员,每年至少进行一次风险评估与数据分析报告,为各级政府有效监测和发现本地区计划妊娠人群健康风险因素变化与分布,定期提供数据报告,增强孕优服务的健康管理有效性和公共服务广泛性。

(四)建立健全孕优临床检查质量控制体系

一是着手建立以数据监测为基础、以区县质量控制自查自纠为重点、以市级专

家督导为依托的项目质量风险控制反馈制度;二是建立基地培训模式和专技人员继教管理,加强孕优技术人员岗位培训和岗位技能抽查考核,建立临床质量责任追究制度,严格岗位培训监督。

(五)全面开展数据监测和服务质量控制

一是规范早孕及妊娠结局随访工作,继续加强指标考核;二是继续加强市级对孕优服务的临床抽查、检验质评和数据监测;三是建立市、区县咨询指导医师的督导制度,提高孕优健康咨询指导能力,深化宣传教育,进一步完善检查服务,提高群众知晓率和满意率,提高二、三级干预的指向性。

孕前优生健康检查项目环节质量数据监测指标的效果分析

孕前优生健康检查是以社区为基础,遵照知情同意原则,向计划怀孕夫妇提供安全、规范和符合其身心需求的个性化服务过程[1]。基于医疗质量评估与监测[13]和公益性预防保健服务的特点,围绕孕前健康检查到早孕及妊娠结局追踪随访中的质量管理关键环节,由省级中心通过电子档案采集质量监测指标,定期分析原因,及时有针对性地培训指导,加强项目规范化运行的监管力度。此处就家庭档案、风险评估、阳性率异常和服务规范等各项指标线上与线下数据监测指标应用报告如下。

一、对象与方法

(一)对象

监测对象为 2013 年 1—12 月重庆市 39 个区县生殖健康中心接受国家免费孕前优生健康检查的计划怀孕夫妇共计 173 827 例,以及已评估的家庭档案 97 349 份。

(二)方法

1. 线下监测。按已完成评估的家庭档案总量的 1% 随机抽取各项目点纸质档案,人工核查档案填写质量和录入质量。在此基础上,按比例电话随机抽查各项目点服务对象,统一内容,核查服务规范落实情况;按月下载全库档案,核查风险指标是否漏判。

2. 线上监测。通过技术服务月报表统计描述全市及各项目点检查项目异常率或阳性率分布情况,监测异端值和检查进度;通过国家孕优信息系统档案质量综合统计,核查档案完成质量;按月与全员人口数据库比对,核查所有项目点免费参检人群的纳入情况。

3. 监测指标。依据《孕前优生健康检查风险评估指导手册》[14]所明确的档案抽查内容及评分标准,监测家庭档案合格率、风险评估准确率和纸电档案一致率,均达 90% 以上为合格,选取 15 项单一风险指标评估漏判率,要求控制在 5% 以内;

依据政府目标考核要求,与 PIC 比对目标人群的准确率不低于 95%;电话抽查服务的真实性、完整性、告知及时性、咨询指导与档案记录内容一致,且群众满意率达到 95%。监测系统综合统计的档案评估完成率、早孕及妊娠随访率、失访率的动态变化和检查结果趋势分布。

(三)数据处理

用 Excel 建立数据库,使用 SPSS19.0 进行统计分析,主要采用单变量统计描述。

二、结果

(一)档案质量监测结果

1.全年抽查 39 个项目点 3 587 份纸质家庭档案,占已评估档案的 3.68%,档案合格率 97.60%、风险评估准确率 96.74%、电子档案一致率 99.32%。与上年比较,档案合格率具有统计学差异($\chi^2 = 6.05, P = 0.013\ 9$);风险评估准确率和电子档案合格率无统计学差异($P > 0.05$)。见表 5.29。

表 5.29　2012—2013 年重庆市档案质量监测结果

监测时间	抽查总数	家庭档案		风险评估		电子档案	
		合格数	档案合格率/%	合格数	评估准确率/%	合格数	合格率/%
2012 年	1 072	1 031	96.17	1 036	96.67	1 058	98.70
2013 年	3 587	3 500	97.60	3 470	96.74	3 562	99.32

2.2013 年核查了 63 811 份电子档案中的 15 项单一风险指标的漏判情况,占线上完成评估档案总数的 11.08%,漏判率保持在较低水平。见表 5.30。

表 5.30　2013 年重庆市单一风险指标漏判情况监测结果

监测时间	评估档案数	抽查档案数	有单因素风险数	占比/%	漏判数	漏判率/%
季度二	153 711	19 808	5 353	3.43	723	3.65
季度三	166 948	24 487	3 903	2.34	301	1.23
季度四	254 737	19 516	5 565	2.18	399	2.04

3.2013 年按月由系统综合统计生成"档案评估率",一到三季度档案评估率与评估完成保持稳定且一致性较高,四季度开始有下降趋势($\chi^2_{趋势} = 7.14, P < 0.000\ 1$;$\chi^2_{趋势} = -8.18, P < 0.000\ 1$)。见表 5.31。

表5.31　2013年重庆市建档及评估完成情况监测结果

监测时间	建档总数	完成评估数	未评估数	评估率/%	评估完成率/%
季度一	26 429	26 232	175	99.34	99.25
季度二	23 763	23 614	132	99.44	99.37
季度三	30 654	30 369	242	99.21	99.07
季度四	16 487	16 234	217	98.68	98.47

全市按季度监测随访情况,一到二季度早孕及妊娠结局随访较好,三到四季度均有明显下降趋势且待随访人群增加;妊娠结局随访下降趋势明显大于早孕随访,待随访人群成倍增加。早孕失访率呈下降趋势,妊娠结局失访率有下降趋势且不稳定。见表5.32。

表5.32　2013年重庆市早孕及妊娠结局随访情况监测结果

监测时间	检查人数	早孕随访				妊娠结局随访			
		待随访数	随访数合计	随访率/%	失访率/%	待随访数	随访数合计	随访率/%	失访率/%
季度一	36 503	1 729	19 321	91.79	7.08	958	3 635	79.14	0.41
季度二	43 177	2 173	22 577	91.22	6.55	1 624	4 267	72.43	1.21
季度三	51 511	4 534	26 148	85.22	3.74	2 231	3 317	59.79	0.72
季度四	34 510	6 592	13 779	67.64	1.83	3 202	1 845	36.56	0.55

（二）目标人群监测结果

1. 2013年与PIC系统跨库比对6次共计596 871人,全市目标人群符合规范要求的准确率总体水平由年初的92.68%,上升到年末的95.29%。频数分析发现,年初39个项目点该率的极差为32.26,年末为17.55,表明全市该率年末比年初趋于平稳。见图5.1、图5.2。

2. 全市高风险人群比例总体水平趋于下降,由年初的20.60%到年末的17.52%。频数分析发现,全市各项目点该率年初的极差为33.87,年末为27.38,各有5%的项目点该率低于10%或高于30%,全市该率表现起伏较明显。见图5.2。

（三）检查情况监测结果

2013年按季度抽检了39个项目点20个检查项目异常率(或阳性率)的变化趋势。本文选择两类8个有代表性的检查项目给予说明。以时间为横坐标,平均

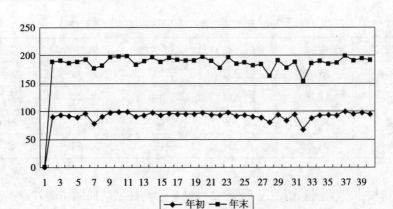

图 5.1　2013 年参检目标人群准确率变化情况

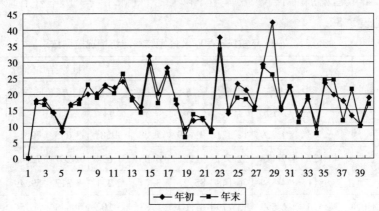

图 5.2　2013 年高风险人群比例变化情况

值为纵坐标,甲功、肾功和梅毒的异常率趋于恒定,乙肝和肝功的异常率趋于起伏,其他病毒抗体的异常率则成上升后的平稳状态。见图 5.3、图 5.4。

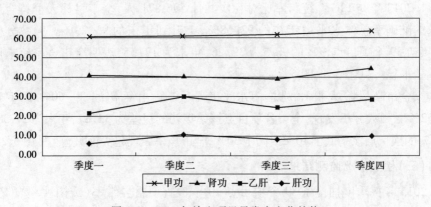

图 5.3　2013 年检查项目异常率变化趋势

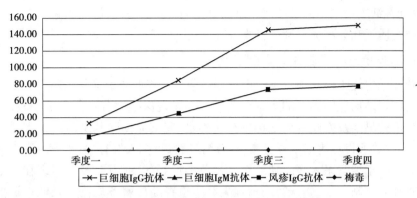

图 5.4 2013 年检查项目异常率变化趋势

（四）服务规范监测结果

2013 年电话抽查 738 名参检对象，占线下抽查纸质档案的 20.57%。实际有效电话接通 152 例，电话接通率为 78.35%。所有指标均有不同程度的提升变化。见表 5.33。

表 5.33 2013 年部分参检对象电话抽查情况

监测时间	检查情况					服务情况			对象满意率		
	宣传教育/%	病史询问/%	体格检查/%	检验抽血/%	空腹抽血/%	双方参检/%	得到告知/%	得到咨询/%	满意/%	一般/%	不满意/%
季度一	78.77	89.04	89.04	99.32	93.79	86.30	71.23	85.58	81.51	23.43	2.73
季度二	73.68	74.34	92.11	100.00	94.08	89.47	61.18	78.49	72.37	15.75	4.61
季度三	100.00	—	94.49	94.49	89.76	99.21	72.44	75.00	79.53	18.73	1.74
季度四	90.54	75.67	94.59	100.00	93.24	97.30	54.72	80.25	83.11	14.86	2.02

三、讨论

孕前优生健康检查是运用流程图和技术服务规范指导基层实践，其质量管理体系是通过过程来实施的。对过程的有效控制，须明确各过程控制的标准和方法，抓住流程中影响服务质量的关键点和薄弱点，利用单一指标完成环节质量的监测与控制，通过评价体系，能对项目点整体服务质量作出评价。

（一）质量监测促进完善电子档案

监测发现家庭档案合格率、风险评估准确率和纸电档案一致率符合质量控制要求，各项目点整体水平连续两年保持合格。通过开展风险评估漏判率的监测，发现部分项目点医师没有掌握修订的评估标准，也有项目点为达到政府目标考核要求,没有将纸质档案中的年龄风险录入电子档案。及时纠偏后,促进了基层对线上电子档案质量和数据完整性的日常管理。

(二)质量监测促进项目规范运行

孕前优生健康检查项目是帮助计划怀孕夫妇降低或消除导致新生儿出生缺陷等不良妊娠结局风险因素的主动预防。监测发现医疗服务评估完成率较高,而落实在乡镇的早孕及妊娠结局随访率相对不足,究其原因除基层对随访重要性认识不足、与少数项目点为追求任务量没有严格筛选目标人群有关,也发现了在基层随访服务与电子档案录入之间缺乏统一规范的可操作的指南,及时组织临床专家与数据管理人员制定了《重庆市孕前优生健康检查随访服务规范》,及时培训指导各项目点落实规范,帮助项目点增加了目标人群准确率的监测,全市目标人群符合率超过95%,较2012年末比对值高出20%以上,也促进了因目标人群不准所致高风险人群比例的下降。

(三)质量监测促进基层改进服务

孕前优生健康检查项目是把预防措施落实在怀孕之前,其规范服务的特点表现为服务内容与流程的协调性和全程服务的连续性和规范性。监测发现,与目标人群覆盖率达到80%以上比较,参检人群接受临床体检和实验室检查比例超过90%以外,病史询问、及时按期得到检查结果和夫妇双方均参检的比例没在达到规范要求,省级指导中心通过专家及时提醒有关项目点,深入现场了解服务环节,并会同政府部门,对上述问题突出的项目点及时组织召开督导会,分析基层面临的现实困难和帮助提出解决措施。

(四)质量监测促进政府加强督管力度

孕前优生健康检查项目是由公共财政出资,为符合生育政策、计划怀孕夫妇免费提供健康教育、健康检查、风险评估、咨询指导等19项优生服务,基层政府发挥主导作用,在地区层面组织实施项目。省级监测围绕着地区四个质量目标,即人群覆盖率、目标人群准确率、参检怀孕人群跟踪随访率和孕优检验合格率,定期开展20项临床检查结果异常率(或阳性率)统计分析,监测各项目点结果分布,及时发现异端值,告知省级专家组和项目点,从人群健康现状和质量管理环节查找原因,协同了政府的工作,2013年全市四项质量目标均超过了上年水平。

总之,围绕国家规范要求,省级数据分中心针对基层需求,在补充完善标准如风险评估标准、随访服务规范、建立质量控制要点和家庭档案质量抽查制度[4]的基础上,遵循PDCA管理流程,培训指导项目点落实质量控制,充分利用电子档案和信息系统,建立和开展地区环节质量监测,不仅是对缺陷的监督管理,更重要的是帮助基层尽可能避免缺陷的发生,保障了项目运行的整体质量。

孕前优生健康检查项目监测结果聚类分析

2012 年 1 月,重庆市 39 个区县全面实施免费孕前优生健康检查项目,并将目标人群由农村户籍人口和流动人口扩大到符合条件的城镇人口,实现了全市城乡全覆盖。为科学评价、分类指导重庆市孕优项目开展情况,现对 2012—2013 年孕优项目监测结果数据进行聚类分析。

一、材料和方法

(一)资料来源

资料来源于国家免费孕前优生健康检查项目管理和决策信息系统(统计时段:2012 年 1 月 1 日—2013 年 12 月 31 日)及 2012—2013 年重庆市免费孕前优生健康检查项目进展情况通报。

(二)监测指标

监测指标共 11 个,具体为:X1(目标人群覆盖率),X2(参检人群准确率),X3(高风险人群比例),X4(早孕随访率),X5(妊娠结局随访率),X6(档案修改率),X7(临床检查逾期评估率),X8(早孕随访逾期未访率),X9(妊娠结局随访逾期未访率),X10(临床检查评估完成率),X11(早孕随访失访率)。

(三)统计方法

采用 Excel 建立数据库,SAS9.0 统计分析软件统计分析。选用系统聚类法中的类平均分法进行聚类分析,在聚类分析前调用 ACECLUS 过程对资料进行线性转换,使转换后的资料满足经典聚类分析方法的要求。

二、结果

(一)聚类分组

聚类统计量 CCC 值在聚类数为 4 时出现峰值;PSF 在聚类数为 4 时出现峰值;PST2 在聚类数为 5 时出现峰值。综合考虑这 3 个指标,将 39 区县划分为 4 组较合理,树状图见图 5.5。

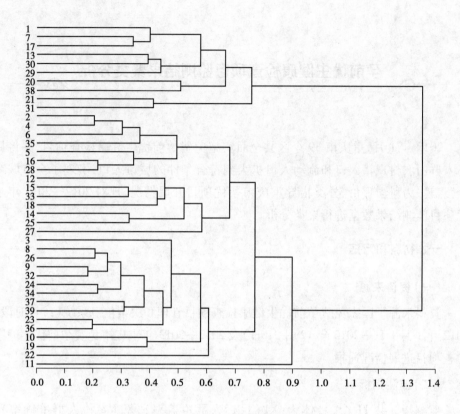

图 5.5　重庆市 39 区县聚类树状图

(二)地区类别分析

根据图 1 将重庆市 39 个区县划分为 4 个类别,第 1 类地区包括南岸区、万州区、合川区、大足区、丰都县、垫江县、渝中区、大渡口区、江北区、石柱县;第 2 类地区包括渝北区、九龙坡区、荣昌区、沙坪坝区、长寿区、江津区、南川区、綦江区、万盛区、潼南区、巫山县、永川区、北碚区、巴南区;第 3 类地区包括涪陵区、梁平区、忠县、黔江区、铜梁区、武隆区、开州区、奉节县、秀山县、璧山区、城口县、云阳县、巫溪县、酉阳县;第 4 类地区包括彭水县。各类别 11 个指标平均值见表 5.34。

表 5.34　4 类地区 11 项指标平均值

类别	目标人群覆盖率/%	参检人群准确率/%	高风险人群比例/%	早孕随访率/%	妊娠结局随访率/%	档案修改率/%	临床检查逾期评估率/%	早孕随访逾期未访率/%	妊娠结局逾期未访率/%	评估完成率/%	早孕随访失访率/%
1	97.04	93.48	15.11	33.66	48.96	5.35	2.25	60.71	19.91	96.87	1.77
2	101.56	96.72	18.49	95.14	67.55	4.46	1.10	2.07	6.27	98.37	5.19
3	94.70	95.91	18.93	72.23	68.07	9.59	1.22	26.17	9.46	98.42	6.93
4	80.53	82.37	28.27	59.84	59.70	2.71	0.05	19.32	27.75	99.94	0.00

(三)讨论

聚类分析是研究物以类聚的统计分析方法,通过数据建模,简化数据实现,用于事物类别尚不清楚,甚至事物类别可能有几类都不能确定下的事物分类。聚类分析实质上寻找一种能客观反应元素之间亲疏关系的统计量,然后根据这种统计量把元素分成若干类。聚类统计量主要有 CCC、PSF 和 PST2 值,分类数目不同时,有不同的取值,通常 CCC 和 PSF 出现峰值时的所对应的分类数较合适,PST2 出现峰值的前一类所对应的分类数较合适[15]。聚类分析前要注意资料是否满足聚类分析的要求,对不满足条件的资料,要进行线性转换[16]。

由表 1 结果可见,第 1 类地区早孕随访率、妊娠结局随访率低于其他 3 类地区,而临床检查逾期评估率、早孕随访逾期未访率、妊娠结局逾期未访率高于其他 3 类地区。第 2 类地区目标人群覆盖率、参检人群准确率、早孕随访率高于其他 3 类地区,妊娠结局随访率处于较高,早孕随访逾期未访率、妊娠结局逾期未访率处于较低水平,高风险人群比例、档案修改率处于合理水平,是重庆市孕优项目开展情况综合评价最好地区。第 3 类地区,档案修改率、早孕随访失访率高于其他 3 类地区,其他指标大部分介于第 2 类和第 1 类之间,是重庆市孕优项目开展情况综合评价较好地区。第 4 类地区目标人群覆盖率、参检人群准确率最低,而高风险人群比例最高。

国家免费孕前优生健康检查项目管理和决策信息系统自动将建档日期之后 9—12 个月,评估日期之后 9—12 个月,早孕随访日期之后 9—12 个月的档案列入即将逾期提醒列表。建议第 1 类地区,发现逾期提醒后,严格按照《服务规范》[17]要求,尽快开展随访工作,提高早孕和妊娠结局随访率,降低逾期随访率。第 3 类地区档案修改率和早孕随访失访率较高,建议信息协调员加强家庭档案录入质量控制,让具备医学背景专业技术人员承担录入工作,通过管理和决策信息系统查找修改原因、开展纸电档案数据比对、定期抽查录入结果,增强录入责任心,降低修改率。第4类地区人群覆盖率、参检人群准确率最低,而高风险人群比例最高。

建议:一是加强组织领导、统一认识,各级党委政府把该项工作列入年度党政责任目标和有关部门考核指标内容,做到目标管理到位,确保各项服务措施落实到位。二是加强部门协作[18],建立信息资源共享平台,在民政婚姻登记处设立优生宣传点,每月定期将办理结婚登记手续的名单提供给卫生计生部门,由各乡镇(街道)登记造册对新婚育龄群众实行一对一的宣传,确保每个符合条件的计划怀孕夫妇都能主动参与检查,有计划地妊娠和孕育。三是流动人口"一盘棋"考虑,将孕前优生健康检查结果通过流动人口信息交换平台,实现省际间或省内信息交换,建立有效的双向交流和协调制度,并在规定时限内完成信息交换,居住地将检查结果和相关信息反馈给户籍地,有效减少重复参检和资源浪费。四是实现孕优信息系统和全员人口信息系统(PIC)互联互通,PIC系统定期推送目标人群至孕优信息系统,有效提高参检人群数量和质量;孕优系统将参检夫妻信息反馈PIC系统,实现PIC系统数据更新。

孕前优生健康检查既是项目工作,又是技术服务,内容涵盖了多领域学科知识,不是单纯的医学检查,既要看近期成绩,更要注重可持续发展[19]。本次聚类分析发现重庆市孕优项目工作开展并不均衡,各地区差异较大,根据不同区域项目进展情况,采取不同的指导策略,有助于重庆市孕优项目工作整体推进。

第 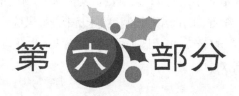 六 部分

项目质量研究

孕前优生健康检查项目质量调查报告
（2011年版）

2011年8月，专家指导小组对11家项目机构开展现场质量调查。质量调查的重点是接诊流程、人员资质、工作档案和制度、家庭档案、风险评估、结果告知、实验室操作和质量控制等关键环节，并开展血常规、尿常规、生化项目和乙肝两对半等检验项目的现场盲样比对。

一、临床质量

（一）总体情况
本次临床质量现场评估得分最高97.5分，最低64分，平均81.2分。见表6.1。

表6.1　孕前优生健康检查临床质量评分（满分100分）

机构代号	2010年12月	2011年8月
A	67	68.75
B	78	95.5
C	69	87.5
D	68	92.5
E	83	97.5
F	—	76
G	—	83.5
H	—	64
I	—	69
J	—	83
K	—	75.5

（二）流程设置
大多数试点项目区县都能按照国家制定的服务流程规范地开展项目工作，并不断探索创新,优化流程。各区县均建立了自己的风险评估小组,对疑难病例进行讨论后完成风险评估及告知,1 家机构自制体检报告书,检查结果逐一反馈给群众,让群众对自身的健康状况知情。鉴于场地的限制,2 家机构检查流程设置欠佳,经专家组指导后积极筹备场地改建工作。

(三)工作档案

按照国家要求,项目机构应建立 9 种工作档案,包括优生健康教育活动登记本、孕前优生健康检查登记本、风险评估讨论记录本、高风险人群告知及咨询指导记录本、孕前优生健康检查转诊登记本、高风险人群随访登记本、早孕随访登记本、妊娠结局随访记录本、出生缺陷儿汇总表。4 家机构建立了全部的档案,7 家机构只建立了部分的档案。

(四)人员资质

国家要求从事病史询问、体格检查和咨询指导的人员需具备执业医师或执业助理医师资质并经培训合格,B 超检查人员具备执业医师或执业助理医师资质并经培训合格,从事风险评估、高风险人群优生咨询指导的人员需取得主治医师及以上技术职称。孕前优生健康检查临床工作人员的资质基本符合国家要求,1 家机构的部分风险人群告知书必须由中级职称以上的医生完成。

(五)制度建立

按照国家的技术规范要求,应建立 5 项制度,包括孕前优生健康检查工作人员岗位职责、孕前优生健康检查工作人员培训、业务学习制度、孕前优生健康检查会诊制度、特殊病案讨论制度、孕前优生健康检查自查制度。4 家机构建立了全部制度,5 家机构尚未建立任何制度,2 家机构的制度有待完善。

(六)档案记录

本次检查现场抽取近期完成的档案 20 份,从记录的完整性、规范性;风险评估的完整性、合理性;告知书的准确性等进行了评分。大部分机构的档案内容填写完整,检查者签名完整,化验单张贴整齐、告知书保存完整。1 家机构自行设计的化验单模板项目清楚,有参考值的比对,便于录入、评估及档案保存。调查发现部分档案填写的内容前后矛盾,个别机构存在化验单张贴不规范。各机构的评估标准不一致,高风险人群率差异较大,告知书的撰写普遍存在过度告知的情况。

二、家庭档案抽样检查

按照每个机构 1—6 月完成量的 10% 进行随机抽样,档案经双方签字确认后由专家组成员带回审核。共计抽取档案 1 941 份,机构评估风险人群有 646 例,比例为 50.20% ,专家评估风险人群有 693 例,比例为 35.70% 。见表6.2。

表6.2 风险人数汇总表

机构代号	总 数	专家评估数	比例/%	区县评估数	比例/%
A	380	142	37.4	147	38.9
B	314	175	55.7	297	94.6
C	170	59	34.7	52	30.6
D	654	136	20.8	—	
E	43	15	34.9	10	23.3
F	60	20	33.3	21	35.0
G	30	8	26.7	2	6.7
H	40	24	60.0	11	27.5
I	230	104	45.22	97	42.2
J	20	10	50.0	9	45.0
K	—		—		—
合 计	1 941	693	35.7	646	50.2

总体评估风险人群比例和专家组的评估结果存在一定差异,分析其原因主要是评估的标准不一致造成的。比如针对异常的检验结果,有些并没有临床意义,综合分析没有发现对对象不利的因素,不应该直接归为风险人群,病史中女方年龄超过 35 岁或男方家族史中有出生缺陷史容易被忽略等。专家评估的风险人群中常见的风险因素有女方的实验室检查异常(TSH、空腹血糖、乙肝结果及 ALT 异常见,共计 316 例)、女方年龄超过 35 岁(124 例)、长期接触射线、环境化学毒害物(男女共计 64 例)、男方乙肝检查异常(49 例)、女方既往不良生育史(42 例)、男方每日吸烟超过 20 支(25 例)等。

1 家机构告知书上未注明对象是否为风险或一般人群,无法判定风险评估是否合理,余下 1 287 例档案中,不合理判定有 217 例,比例为 16.86%,将一般人群误判为风险人群 153 例,将风险人群漏判的档案为 64 例。见表 6.3。

表 6.3　家庭档案抽样检查结果表

区　县	总　数	风险评估			告知及建议				
		合理	部分合理	不合理	全	不全	合理	部分合理	不合理
A	380	184	169	27	126	254	168	201	11
B	314	135	51	122	208	106	176	134	4
C	170	135	18	17	134	36	140	28	2
D	654	—	—	—	516	138	521	111	22
E	43	24	0	17	40	3	35	8	0
F	60	43	14	3	27	33	31	25	4
G	30	15	9	6	14	16	13	10	7
H	40	22	5	13	11	29	11	17	12
I	230	205	14	11	189	41	195	29	6
J	20	8	11	1	8	12	8	11	1
K	—	—	—	—	—	—	—	—	—
合　计	1 941	771	291	217	1 273	668	1 298	574	69

注:D 机构的告知书上看不出判定的对象类型,故区县原始的风险人数未统计该区的人数,原始总数为 1 287例,专家抽查的总数为 1 941 例。

三、检验质量

(一)孕优检验项目开展情况

4 家机构全部项目独立承担,7 家机构 TSH 外送检测,1 家机构乙肝两对半、TORCH 和 TSH 外送检测。

(二)SOP 的建立与规范

6 家单位 SOP 建立比较完整,5 家单位还未建立相关文件。

文件的编写规范和运行方面,已经建立了 SOP 的单位,文件大多缺乏实用性,实际工作中很难按 SOP 执行;文件编写和管理也缺乏规范,如文件无编写单位、编写人、编写时间、批准生效人和时间,无文件管理目录等,需进一步完善。

(三)记录表格的建立和运行

6 家机构相关记录基本建立,并能初步运行,但记录还有待改进,因有的记录是随意找个记录本来记,看得起来很不规范,也不方便归类保存;有部分记录表内容不适合本单位实际应完善。其余4家单位未建立相应的记录,即使有1~2个记录表也未运行。检验评分结果表如表6.4所示。

表6.4 2011年检验评分结果表

检查内容	A	B	C	D	E	F	G	H	I	J	K	平均分
1. SOP 建立(15个)	82	85	87	87	88	25	30	66	0	84	85	62
2. 记录性表(11个)	65	75	70	70	55	20	20	55	26	35	45	44
3. 室内质控(15个)	47	50	50	47	60	14	16	66	39	45	38	36
4. 质量保证(比对1项)	4	4	4	4	5	0	0	0	0	0	0	3
5. 人员要求(4项)	3	17	14	11	16	0	5	20	5	10	8	8
6. 生物安全(3项)	10	12	9	10	13	0	0	15	5	10	10	7
7. 现场检测(30分)	100	118	114	108	96	104	98	112	110	88	82	87
合　计	311	361	348	337	333	170	169	334	185	272	268	248

(四)室内质控开展及室间质评项目比对情况

已开展工作的单位都开展了一定的质控,特别是定量项目和配套试剂项目,比如生化项目、血常规、小便干化学检查等,免疫定性项目多数单位做了试剂盒内自带的阴阳性质控,但多数单位工作人员质控知识和目标不清楚,主要表现为:不能有效设置质控的参数(中心线、SD、CV),怎样获得这些参数,多数单位是由仪器试剂厂家人员设定的固定值,SD很大;对失控规则也不清楚,即使有失控也未进行纠正处理,不知道怎样进行纠正处理,这些项目虽然做了质控,也未真正起到做质控来监控质量的目的。

已开展工作的单位部分参加了市级临检中心室间质评项目,但未对不满意项目进行原因分析和纠正处理,部分单位血糖POCT项目作了生化仪比对,但大多只有数据,无统计判断,也无定期比对计划和方法,随意比对一个标本。而有的单位有两台相同仪器(如血常规分析仪)在用,也未有比对计划进行比对保证结果的一致性。

(五)人员要求与培训

部分机构有人员外出培训后的登记,但都无培训计划;人员未建立技术档案,即使有两家机构建立了,信息也不全,未更新;手工项目人员间无比对计划和实施记录。实验室工作人员数量是否满足要求,各机构应根据自己的工作量做评估后进行配置,据目前了解的情况多数机构人员不足(3~9人),且稳定性不好。

(六)生物安全

各机构实验室普遍偏小,无法进行实验室分区,也无法满足实验室流程需要,建议新建和改造实验室时注意考虑;实验室工作人员具有生物安全意识,能正确使用个人防护用品,比如戴口罩和手套、穿白大衣等,但大部分实验室无自动洗手装置;医疗废物实行了单位统一收集处理的管理。

(七)现场比对情况

6家机构比对结果较满意,特别是本次免疫项目基本全符合,血常规项目也较满意,但生化的肌酐项目多数单位结果不满意,整改意见在现场总结中都进行了说明;4家机构白细胞检测不合格;4家机构红细胞检测不合格;4家机构血红蛋白检测不合格;3家机构血小板检测不合格;3家机构乙肝两对半检测不合格;梅毒全部合格;2家机构谷丙转氨酶检测不合格;5家机构肌酐检测不合格;3家机构血糖检测不合格。见表6.5。

本次检测中,3家机构检测结果最好,全部合格;5家机构检测质量次之,各有1~3个项目检测不合格;2家机构检测结果稍差,有5个项目检测不合格;1家机构检测结果极不理想,仅1项合格。

四、项目机构的主要成绩

(一)首批项目机构项目质量得到大幅度提升

首批项目机构本次平均得分88.75,去年平均得分73分,提高15.75分,主要进步表现在相关的工作档案和制度逐步健全,流程设置和人员资质的合理性和家庭档案的完整性、规范性都得到了极大的提高。

1.流程设置符合国家规范要求,病史采集、体格检查等基本都按照规范操作,家庭档案记录的质量得到提升,更具合理性和逻辑性。

2.成立了风险评估小组,风险评估制度更加完善,从制度上保证了评估质量。经过上一年的指导和培训,均有检验制度的建立,虽然个别区县建立的还不够齐全和规范,但是现有制度确保了工作质量的提升。

3.临床相关的工作档案和制度在逐步的建立,技术操作的规范性得到提升。2家机构拟订了自己的风险评估标准,做到在该区内的评估统一,即提高了工作效率,又提升了评估的合理性;1家机构拟订了告知书模板,告知合理性高,集中评估告知,告知合理性高。

表 6.5 重庆市免费孕前优生健康检验检验室现场盲样检测结果汇总

项目	E 合格	E 不合格	B 合格	B 不合格	A 合格	A 不合格	D 合格	D 不合格	C 合格	C 不合格	F 合格	F 不合格	H 合格	H 不合格	G 合格	G 不合格	J 合格	J 不合格	I 合格	I 不合格	K 合格	K 不合格
WBC	3	2	5	0	4	1	3	2	5	0	4	1	4	1	3	2	5	0	4	1	0	5
RBC	1	4	5	0	3	2	5	0	5	0	5	0	5	0	0	5	0	5	5	0	1	4
HGB	2	3	5	0	4	1	5	0	5	0	0	5	4	1	4	1	3	2	5	0	2	3
PLT	1	4	4	1	4	1	4	1	5	0	4	1	4	1	5	0	2	3	4	1	2	3
乙肝两对半	5	0	5	0	5	0	5	0	5	0	5	0	5	0	5	0	3	2	3	2	3	2
梅毒	5	0	5	0	5	0	5	0	5	0	5	0	5	0	4	1	5	0	5	0	4	1
ALT	5	0	5	0	4	1	4	1	4	1	4	1	4	1	5	0	2	3	5	0	0	5
CREA	5	0	4	1	0	5	2	3	2	3	3	2	5	0	3	2	5	0	5	0	0	5
血糖	0	1	1	0	1	0	—	—	1	0	—	—	—	—	—	—	0	1	1	0	0	1

注:每项测试项目均测试 5 个样本,表中数字表示合格和不合格的数量,超过 4 个样本合格表示检测通过。

(二)今年启动项目机构积极探索,逐步规范

第二批启动项目机构虽然在流程设置、档案记录、制度完善、实验室质量控制上还存在不足,但也表现出了工作的积极主动,对工作差距的正确认识,对完善提高的信心和决心。新启动的项目区县注重在细节上下了更大的功夫,健康教育工作的形式逐步推陈出新。1 家机构采用膳食金字塔模型给予群众更加直观的感受,收到很好的反响,有利于人群覆盖率的提高。1 家机构采取计卫联合的形式,将出生缺陷的一、二、三级工作放在一起宣传,吸引更多的群众来自愿参检。

五、存在的问题

一是个别机构的工作档案和工作制度有待进一步完善;二是参培人员没有及时向单位领导和其他参与此项告知的同事传达培训的规范要求,部分技术要求在实际工作中没有及时落实;三是个别机构家庭档案填写不完整,比如长寿区所有对象均未填写体重指数、荣昌区和九龙坡区较多对象没有白带化验单等;四是个别机构检查的项目不全,特别是妇科检查和白带检查,1 家机构未查巨细胞病毒和弓形虫 IgG;五是各机构的评估标准不一致,故风险人群率差异较大。

六、下一步工作计划及建议

(一)临床工作

1. 以后的工作中,各机构应注意在以下几个方面的提高:一是家庭档案中注意规范性,尤其是填写内容的逻辑性、准确性、完整性,按照临床病历管理的要求化验单的张贴要工整;二是疑难对象的小组讨论应做好相应的讨论记录;三是为确保高风险人群咨询指导的合理,建议由高年资的医师承担高风险人群的咨询指导和随访工作;四是重视工作制度和工作档案的建立和完善;五是按照国家和市级培训要求进行风险评估和告知;六是参培人员做好再培训工作,及时传达技术规范要求,促进本单位技术能力的整体提高。

2. 市级专家指导小组尽快出台风险评估标准。待得到外聘专家论证可行后,将针对风险评估和告知进行专项培训,并通过继续实施标准化培训和定期的现场指导,与试点区县建立更加紧密的业务联系,为项目区县提供更多的技术支撑。

(二)检验工作

1. 组织各单位技术骨干针对发现的问题进行集中培训,以总结本次检查结果为线索,通过检查中实际案例进行分析讨论。

2.除现场交流培训指导外,建立常态交流机制,如电话联系、人员进修、带着问题参观学习、被辅导实验室主动将标本送来比对等方式解决相关问题。

3.将本次每个单位的检查总结返回单位,各单位对提出的不足进行限期整改,将本次整改内容纳入下次现场检查的重点关注项目。

孕前优生健康检查项目质量控制报告

（2014 年版）

重庆市自 2010 年实施孕优项目以来,高度重视项目实施的质量控制工作,每年根据项目实施的情况,选取重点质控目标,完善项目实施规范,建立质控指标体系,制定质控实施办法。按照孕优工作的内容,将孕优质量控制工作分为临床质量控制、检验质量控制和数据质量控制三大部分。四年来已建立起一系列的孕优项目质控制度,在全市形成了项目工作常规,并将质控指标纳入政府年终目标考核,切实促进了全市孕优质量的提升。

一、着力建设技术指导平台，全面发挥孕优项目的支撑作用

孕优项目是惠及亿万家庭的德政工程,关键靠质量来赢得党委政府的信任和人民群众的信誉。科研院将着力抓好"三大平台"建设,提升硬实力和软实力,把好事办好、实事办实。

（一）建设技术平台

以全国一流省级技术平台为目标,坚持高起点、高标准、高质量完成孕优检查指导中心、计划生育技术服务检验质量监测指导中心、孕前优生数据分中心建设。先后投入 100 万元改造检验质量监测指导中心业务用房,投入 200 万元购置检验培训设备,全面完成检验中心建设。建立全市计划生育科技服务信息管理省级分中心,提供基础数据、动态监测、分析报告和政策建议,努力并入 PIC 全员人口信息资源库,与人口宏观管理与决策支持系统有机衔接,全面发挥科技支撑、服务龙头的作用。

（二）建设指导平台

根据国家标准,制定《孕前优生临床技术规范》《孕前优生检验工作规范》和《孕前优生风险评估标准》等技术文本,完成相关人员调配,组建临床、检验、质控、信息指导专家团队,全方位承担起孕优项目的技术指导、人员培训、质量控制、信息管理职能。

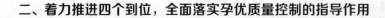

二、着力推进四个到位，全面落实孕优质量控制的指导作用

（一）技术规范到位

以国家规范为准则，先后制定了本地区的《孕优临床质量管理指南》《孕前优生风险评估标准及告知撰写规范》《孕前优生技术指导规范》《档案抽查工作规范》《孕前优生健康检查随访规范》《家庭档案抽查告知书评分项目》《家庭档案》检查记录表（区县自查）、《重庆市孕前优生健康检查〈家庭档案〉抽查评价意见（市级抽查）、《家庭档案必填项》《孕前优生健康处方》《实验室改建注意事项》《重庆市计划生育技术服务检验质量管理指南》《孕前优生健康检查实验室孕优检测项目采样、存储、转运、使用情况一览表》《检验技术操作规程（SOP）及告知记录模板》《重庆市免费孕前优生健康检查检验评估指标》《信息管理工作规范》《重庆市孕前优生信息安全管理办法》和《数据分中心工作内容分解表》18个技术文本。细化技术规范，提高规范的可行性和操作性，统一全市质量控制标准。

（二）人员培训到位

孕优项目实施以来，以培训班的形式集中培训21期，培训人数达到1 272人次。定期接收区县技术人员参加专家带教和进修学习关键技术，共计培训74人次。组织专家队伍到区县现场培训21次，培训人数达到1 505人次。多种培训方式互为补充，做到了培训的全覆盖。坚持每次培训前后进行评估，确保培训的质量和效果。

（三）现场指导到位

建立分片联系督导、专家蹲点指导、交流学习指导等工作机制，全面提升技术指导的针对性和实效性。不定期到服务现场观察服务过程，检查档案质量，书面反馈现场指导意见，督促后期整改情况，共计指导169次。对困难大、需求多的重点区县采取专家"一对一"的指导方式，帮助解难，共计指导11次。指导各地区撰写数据分析报告，全面掌握本地区的实际情况，发现问题，查漏补缺，了解逐年的变化趋势，掌握长期的变化特点，现已完成40篇分析报告。

（四）质量评估到位

每月对1%的项目纸质和电子档案开展随机抽查，随机抽取项目档案开展电话抽查，共计抽查7 821份；每年对服务机构开展一次以上现场质量评估，全面评价项目质量；每年除参加国家组织的室间质评外，市内组织1~2次检验盲样比对检查。充分利用数据分析，每季度横向、纵向比较各地区检查数据，锁定数据异常、检查结果偏倚严重的服务机构和服务人员;每季度进行单因素风险漏查的抽查,发现风险评估标准掌握欠佳的服务机构和服务人员。部分质控指标被孕优工作专项通报、工作督导会及政府年终目标考核采用。

(五)质量控制效果突出

全市家庭档案质量合格率稳步上升。从 2011 年的 83.14% 上升到 2012 年的 95.12%、2013 年的 97.91%。全市档案填写完整率、风险评估准确率和纸电档案一致性符合率连续两年持续保持在 98% 以上。目标人群准确率在 2013 年取得较大进步,分别达到年初 82.39%、年中 93.25% 和年末 95.25%。全市妊娠结局随访率由 2012 年的 63.61% 上升到 2013 年的 72.43%。全市检验室间质评成绩斐然,市级室间质评成绩由 2011 年的优良率 27% 上升到 2013 年的 84%;2012 年 8 个区县参加国家检验室间质评抽检排名全国第三;2013 年参评的 12 个区县质评成绩全部为优秀,抽样合格率为 100%,并列全国第一。

三、不足之处及思考

(一)质控尚未覆盖所有技术环节

病史询问、体格检查、B 超技术、机构内临床质量管理、优生咨询等薄弱环节尚未落实质控措施。需尽快制定质量管理规范细则,开展专项培训,制定质控方案并逐步落实。

(二)质量责任制尚未建立

加强孕优技术人员岗位技术质控,建立临床质量责任制度,由上至下形成技术服务规范执行的监测与警示机制,严格岗位培训监督。

(三)服务机构自查制度尚未建立

指导服务机构建立内部质控机制,实时预警和督促服务机构完善质量管控,督导开展档案质量自查。

孕前优生健康检查项目档案质量抽查报告

（2016 年版）

一、基本情况

按照《2016 年孕前优生健康检查项目〈家庭档案〉抽查工作方案》采取纸质档案抽查的形式,要求区县根据档案编号复印纸质档案,不能交原件或誊抄的档案;原始化验单需复印和告知书需复印;被抽中的档案编号公布后,该档案不能再进行提交申请修改。1—4 月和 9—12 月每月 20 日起抽取该月建档并完成评估的家庭档案编号,每个区县 10 份。(5—8 月因开展现场指导,在现场随机抽查档案)

本年度共抽查了 39 个区县的 3 119 份《家庭档案》,有效评价档案为 3 069 份。

二、风险评估情况

风险评估的准确率为 99.41%。

三、告知书撰写情况

告知书撰写平均准确率 85.73%。

四、家庭档案合格情况

家庭档案平均得分 96.54 分,家庭档案合格率 96.74%。见表 6.6、表 6.7。

表 6.6　2016 年档案抽查情况一览表

时　间	抽查数	风险评估准确率/%	告知书准确率/%	档案合格率/%	档案平均得分
2016 年 1 月	316	98.04	68.3	94.26	93.20
2016 年 2 月	454	98.42	75.23	91.67	94.21
2016 年 3 月	394	97.14	74.74	94.79	93.46
2016 年 4 月	397	99.24	87.41	93.59	95.99
2016 年 9 月	390	98.72	93.59	98.21	98.46

续表

时　间	抽查数	风险评估准确率/%	告知书准确率/%	档案合格率/%	档案平均得分
2016 年 10 月	389	99.49	93.06	99.49	98.48
2016 年 11 月	390	99.74	92.56	99.74	98.94
2016 年 12 月	390	99.23	93.85	99.23	98.56
全　年	3 119	99.41	85.73	96.74	96.54

表 6.7　2016 年各机构孕前优生档案抽查结果

机构代号	抽查数	有效评价数	风险评估合理性评价		告知书评价		档案抽查结果		
			正确数	正确率/%	正确数	正确率/%	合格数	合格/%	平均得分
合计	3 119	3 069	3 051	99.41	2 631	85.73	2 969	96.74	96.54
1	80	80	80	100.00	76	95.00	80	100.00	99.00
2	80	80	79	98.75	76	95.00	80	100.00	98.63
3	80	80	80	100.00	70	87.50	80	100.00	97.38
4	80	50	49	98.00	42	84.00	49	98.00	97.40
5	80	80	76	95.00	73	91.25	77	96.25	97.31
6	80	80	77	96.25	66	82.50	77	96.25	92.94
7	80	80	79	98.75	71	88.75	79	98.75	98.31
8	80	80	78	97.50	79	98.75	78	97.50	99.14
9	80	80	80	100.00	77	96.25	80	100.00	98.88
10	80	80	79	98.75	72	90.00	80	100.00	98.69
11	80	80	78	97.50	75	93.75	79	98.75	97.13
12	80	80	80	100.00	79	98.75	72	90.00	91.38
13	80	80	79	98.75	78	97.50	79	98.75	97.88
14	80	80	80	100.00	57	71.25	80	100.00	97.06
15	80	80	80	100.00	62	77.50	80	100.00	97.18
16	80	80	77	96.25	66	82.50	69	86.25	91.25
17	80	80	80	100.00	61	76.25	80	100.00	97.24
18	80	80	80	100.00	58	72.50	80	100.00	97.56
19	80	70	69	98.58	68	97.14	69	98.58	98.50

续表

机构代号	抽查数	有效评价数	风险评估合理性评价		告知书评价		档案抽查结果		
			正确数	正确率/%	正确数	正确率/%	合格数	合格/%	平均得分
20	80	80	80	100.00	71	88.75	80	100.00	98.88
21	80	80	80	100.00	66	82.50	79	98.75	96.69
22	80	80	78	97.50	70	87.50	78	97.50	98.31
23	80	80	80	100.00	77	96.25	50	62.50	83.75
24	80	80	80	100.00	65	81.25	79	98.75	97.37
25	80	80	79	98.75	59	73.75	80	100.00	95.88
26	80	80	80	100.00	66	82.50	80	100.00	98.69
27	79	79	77	97.47	53	67.09	74	93.67	92.52
28	80	80	80	100.00	76	95.00	80	100.00	98.75
29	80	80	78	97.50	53	66.25	59	73.75	90.75
30	80	80	79	98.75	52	65.00	77	96.25	94.88
31	80	80	78	97.50	53	66.25	71	88.75	92.38
32	80	80	80	100.00	74	92.50	80	100.00	99.19
33	80	80	80	100.00	72	90.00	79	98.75	95.85
34	80	80	80	100.00	80	100.00	80	100.00	98.81
35	80	80	78	97.50	56	70.00	78	97.50	96.64
36	80	80	80	100.00	70	87.50	80	100.00	96.63
37	80	80	76	95.00	77	96.25	80	100.00	98.38
38	80	80	79	98.75	75	93.75	79	98.75	98.25
39	80	80	80	100.00	74	92.50	80	100.00	99.51

五、存在的问题

（一）档案填写

1.漏填问题比较突出。主要表现为"未填写服务机构名称,知情同意书后未填写日期,无医生签名,无系统编号,无 MCV 值及未标注单位"等,或出现多份漏填孕育史、化验结果等。

2.档案填写不严谨。如有的区县仅女方参检,男方的档案中填写了检查内容,男方填写了知情同意书;告知书日期早于建档日期。

3. 档案不规范。一是选项上打"√",方框内填数字的没有按照规范来填写;二是修改不规范,未按照国家规范的要求进行修订。

4. 检验结果誊抄与化验单不符。如白带检查中 BV 阴性,但档案中 pH 值均记录为>4.5。

5. 个别区县检查项目不全。如没有进行细菌性阴道病的检查,没有弓形体和巨细胞病毒的 IgG 检查。

6. 前后矛盾。使用 IUD 的对象,B 超结果显示宫内有节育器,但是前面的"目前终止避孕者原避孕措施停用时间"填写了停用日期,前后矛盾。

(二)风险评估

风险评估整体较好。抽查发现个别区县承担风险评估的医生资质不符合国家规范的要求。

(三)告知书的撰写

1. 错误告知。单纯的年龄风险因素的对象告知暂缓怀孕(男性乙肝血清学检查结果全阴的情况,均按照女性的告知内容告知,尤其里面提到月经干净 3~7 天注射疫苗;女方宫颈及分泌物正常却告知进行宫颈细胞学检查,必要时进行阴道镜检查,乳房正常却告知到乳腺科检查乳腺等。

2. 告知不全。参检对象乙肝两对半检查全部为阴性的告知,仅告知了提示对乙肝病毒抵抗力低,未告知接种疫苗。

3. 漏告知。较常见的情况涉及乙肝血清学检查结果全阴,巨细胞 IgG 和 IgM 均为阴性都没有告知,IUD 未告知停用。

4. 过度告知。注意发挥健康处方和咨询指导的作用,避免过度告知现象,如男性吸烟,体重指数异常等情况。

5. 告知不及时。参检日期与告知书日期间隔太长,抽查中发现有参检日期和告知书日期间隔 5 个月的情况。

6. 告知书无对象签名的较多。分析原因可能为漏签或对象尚未领取告知书。

(四)其他问题

1. 档案评估滞后。抽查发现有 6 月 20 日参检的对象,告知书时间是 11 月 10 日,评估严重滞后。

2. 告知书发放不及时。抽查中发现有 8 月 22 日完成的评估报告,12 月 24 日才发放告知书。

3. 单方参检率高。单方参检率呈上升趋势,第四季度抽查的档案中单方参检

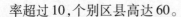

率超过 10,个别区县高达 60。

4.档案复印的规范性。个别区县出现档案复印不全的情况;个别区县寄来的是原始档案,有遗失的风险;有区县档案为誊抄,可能造成与原始档案不吻合的情况,影响抽查结果。

5.高龄参检对象(女性 40 岁以上)参检比例增加。

6.目标人群不准。部分区县出现 B 超报告结果显示早孕结果。

六、下一步工作打算

(一)人员培训

以《国家免费孕前优生健康检查项目试点工作技术规范》为依托,重点培训项目质量管理、风险评估及咨询指导、问诊体检理论,强化操作的规范性,提升风险评估和告知书撰写的能力。

(二)质量控制

数据导向趋势分析为主,现场观察为辅,强调针对性和普遍性问题,召开小规模质控专题会。

(三)技术指导

应用观察法设计评价表格,观察记录评价服务过程,强调现场发现问题双方充分讨论拟定解决方案,并定期回馈、回访改善提高情况。

(四)科学研究

依靠科研解决项目拓展、项目提升、项目实施中存在的问题。

第七部分

孕前优生健康检查
项目人群研究

2010—2012 年重庆市计划妊娠夫妇健康现状及影响因素分析

　　计划妊娠是指基于当前人类对生育行为的科学认识,育龄夫妇有意识地主动对自己的妊娠行为做出安排[20]。计划妊娠是一种理念,对于获得良好妊娠结局有着重要的作用。为了解重庆计划妊娠人群健康现状及主要暴露因素,对 10 712 对计划妊娠夫妇进行体格检查、生殖系统检查、实验室检查和影像学检查。

一、对象和方法

(一)研究对象

　　参加国家免费孕前优生健康检查计划妊娠夫妇。

(二)抽样方法

　　采用多阶段分层按比例整群随机抽样方法进行抽样。第一阶段调查区县抽样:根据重庆地理、经济条件,将重庆 39 区县划分为一小时经济圈(简称一圈,22 个区县)、渝东北(11 个区县)、渝东南(6 个区县)三个人口经济区,在每个经济区根据已婚育龄妇女人数采用 PPS 抽样方法抽取 16 个区县,其中,一圈 10 个区县,渝东北 4 个区县,渝东南 2 个区县。第二阶段调查乡镇/街道抽样:在抽中的区县内,采用单纯随机抽样法,按照东西南北中,在每个方位抽取 1 个调查乡镇/街道。第三阶段调查村/居委会抽取:采用单纯随机抽样方法,在抽中的乡镇/街道内随机抽取 3 个村/居委会,调查辖区内所有参加检查的对象。全市合计抽取 10 712 对。

(三)研究内容

　　按照国家免费孕前优生健康检查服务规范[2]要求进行问卷调查、体格检查、生殖系统检查、实验室检查和妇科 B 超检查。

(四)统计学分析

　　采用 SAS8.2 软件进行统计分析,计量资料采用 t 检验、方差分析,计数资料采用卡方检验,不符合卡方检验条件的采用 Fisher 确切概率法,检验水准 a＝0.05。

二、结果

(一)基本情况

妻子平均年龄 26.39 岁±4.59 岁,最小 19 岁,最大 50 岁,30 岁以下占 81.72%,30~35 岁占 11.68%,35 岁以上占 6.60%;文化程度以初中为主(49.57%),其次为高中(22.00%)和大学(22.28%);职业以农民为主(47.26%),其次为教师/公务员/职员(14.96%)。丈夫平均年龄 28.77 岁±5.10 岁,最小 19 岁,最大 59 岁,30 岁以下占 65.99%,35 岁以上占 13.46%;文化程度以初中为主(49.02%),其次为高中(22.76%)和大学(21.77%);职业以农民为主(44.82%),其次为工人(18.33%)。参检夫妻结婚当年参检占 57.05%,1~2 年后参检占 16.62%,3~4 年参检占 10.86%,5 年后参检占 15.48%。

(二)一般情况

1.疾病史和用药史。参检夫妻慢性病(贫血、高血压、心脏病、糖尿病、癫痫、慢性肾炎、肿瘤、结核、乙肝等)现患率/曾患率为 4.50%,丈夫(4.81%)高于妻子(4.19%)($\chi^2=4.73$,$P=0.03$);一圈地区丈夫慢性病现患率/曾患率(5.92%)高于渝东南(1.41%)和渝东北(3.45%)($\chi^2=55.07$,$P<0.001$);渝东南地区妻子现患率/曾患率(5.35%)高于一圈(4.95%)和渝东北(2.12%)($\chi^2=44.97$,$P<0.001$)。1.75% 夫妇服药,丈夫服药率(0.91%)低于妻子(2.60%)($\chi^2=88.92$,$P<0.001$),丈夫目前主要服用感冒药,妻子目前主要服用感冒药和妇科炎症治疗药。见表 7.1。

表 7.1　参检夫妇疾病史和用药史(%)

对　象	地　区	人　数	慢性病	服　药
妻子	一圈	6 709	332(4.95)	215(3.20)
	渝东北	3 013	64(2.12)	30(1.00)
	渝东南	990	53(5.35)	33(3.33)
	小计	10 712	449(4.19)	278(2.60)
丈夫	一圈	6 709	397(5.92)	68(1.01)
	渝东北	3 013	104(3.45)	18(0.60)
	渝东南	990	14(1.41)	11(1.11)
	小计	10 712	515(4.81)	97(0.91)
合　计		21 424	964(4.50)	375(1.75)

2. 孕育史。10 712 名调查妻子中,6 340 名(59.19%)曾经怀孕,其中包括死胎死产 148 人(2.33%)、自然流产 500 人(7.89%)。有自然流产史的对象中,1 次、2 次和大于 3 次分别占 42.86%、38.09%、19.05%。渝东南地区(67.16%)不良妊娠率低于一圈(79.16%)和渝东北(73.48%)($\chi^2 = 59.46, P < 0.001$)。3 480 对夫妻育有子女(32.48%),其中,3 451 对夫妻育有 1 孩(32.21%),29 对夫妻育有 2 孩(0.27%)。渝东南地区现有子女率(55.96%)高于一圈(28.02%)和渝东北地区(34.72%)($\chi^2 = 316.49, P < 0.001$)。见表 7.2。

表 7.2　参检妻子不良妊娠现有子女情况(%)

地　区	人　数	不良妊娠结局		现有子女数	
		是	否	1 孩	2 孩
一圈	6 709	3 032(79.16)	798(20.84)	1 864(27.78)	16(0.24)
渝东北	3 013	1 294(73.48%)	467(26.52)	1 044(34.65)	2(0.07)
渝东南	990	503(67.16%)	246(32.84%)	543(54.85)	11(1.11)
合　计	10 712	4 829(76.17)	1 511(23.83)	3 451(32.48)	29(0.27)

3. 环境毒害物接触情况。15.58% 夫妻被动吸烟,无论丈夫、妻子,渝东南地区被动吸烟率均最高($\chi^2 = 32.69, P < 0.000\ 1$; $\chi^2 = 291.31, P < 0.000\ 1$)。21.91% 夫妻饮酒,无论丈夫、妻子,一圈地区饮酒率均最高($\chi^2 = 306.95, P < 0.000\ 1$; $\chi^2 = 105.45, P < 0.000\ 1$)。42.06% 丈夫吸烟,渝东北(34.65%)吸烟率低于一圈(44.88%)和渝东南(45.45%)($\chi^2 = 94.47, P < 0.000\ 1$)。见表 7.3。

表 7.3　参检夫妇环境毒害物暴露情况(%)

对　象	地　区	人　数	被动吸烟	饮　酒
妻子	一圈	6 709	1 114(16.60)	488(7.27)
	渝东北	3 013	163(5.41)	64(2.12)
	渝东南	990	230(23.23)	48(4.85)
	小计	10 712	1 507(14.07)	600(5.60)
丈夫	一圈	6 709	1 211(18.05)	2 932(43.70)
	渝东北	3 013	419(13.91)	992(32.92)
	渝东南	990	200(20.20)	170(17.17)
	小计	10 712	1 830(17.08)	4 094(38.22)
	合　计	21 424	3 337(15.58)	4 694(21.91)

（三）体格检查情况

1. 一般体格检查。妻子肥胖率（2.32%）（体重指数>28）高于丈夫（1.24%）（$\chi^2=35.33$,$P<0.0001$）。丈夫血压异常率（4.42%）高于妻子（1.55%）（$\chi^2=152.79$,$P<0.0001$）。无论丈夫、妻子,渝东南地区血压异常率均最高（$\chi^2=37.46$,$P<0.0001$;$\chi^2=54.07$,$P<0.0001$）。

妻子体检发现,11例甲状腺触诊异常（0.10%）,3例肺部湿罗音（0.03%）,心脏杂音3例（0.02%）肝脾触诊异常10例（0.09%）。丈夫体检发现,4例（0.04%）甲状腺肿大,4例（0.04%）肺部听诊异常,2例（0.02%）心脏杂音,1例（0.01%）脾肿大。

2. 生殖系统检查。妻子生殖系统检查发现,21例（0.20%）乳房触诊异常（包块3例、乳头内陷7例、乳腺增生11例）。33例（0.31%）外阴检查异常（赘生物8例、充血18例、白斑7例）。35例（0.33%）阴道检查异常（炎症27例,赘生物8例）。1021例（9.53%）宫颈检查异常,主要为宫颈炎（871例,8.13%）。子宫异常35例（0.33%）（大小异常20例、包块10例、活动差5例）,双侧附件压痛、包块51例（0.48%）。

丈夫生殖系统检查发现,尿道口粘连3例（0.03%）,包皮过长905例（8.45%）,包茎7例（0.07%）,精索静脉曲张52例（0.49%）。

（四）实验室检查情况

1. 白带常规、血常规、尿常规。125例（1.17%）线索细胞检查阳性,178例（1.66%）念珠菌检查阳性,29例（0.27%）滴虫检查阳性,180例（1.68%）氨臭味实验阳性,1例（0.01%）淋球菌检查阳性,7例（0.06%）沙眼衣原体阳性。参检妻子没有发现贫血患者（血红蛋白低于110 g/L）,1563例（14.59%）妻子尿常规检查异常,779例（7.27%）丈夫尿常规检查异常。

2. 肝肾功、血糖、梅毒。丈夫谷丙转氨酶异常率（8.80%）高于妻子（2.51%）（$\chi^2=397.29$,$P<0.0001$）。肌酐异常率（2.48%）低于妻子（3.46%）（$\chi^2=17.83$,$P<0.0001$）。

妻子血糖异常（$\geqslant7.0$ mmol/L）238例（2.38%）,渝东北地区（6.11%）妻子血糖异常率高于一圈（0.89%）和渝东北地区（1.11%）（$\chi^2=250.66$,$P<0.0001$）。夫妻梅毒阳性145例（0.68%）,丈夫（62例、0.58%）、妻子（83例、0.77%）无统计学差异（$\chi^2=3.06$,$P=0.08$）。

3. 乙肝5项。10242（47.81%）名参检对象乙肝5项全阴,妻子（49.97%）高于丈夫（45.64%）（$\chi^2=40.27$,$P<0.0001$）。乙肝5项中仅HBsAb阳性,其余4项

全阴者有 7 168 例(33.46%),妻子(32.37%)低于丈夫(34.55)($\chi^2=11.485$,$P=0.000\,7$)。1 719 例(8.02%)HBsAg 阳性,丈夫高于妻子($\chi^2=61.96$,$P<0.000\,1$)。414 例(1.93%)HBsAg 阳性、HBeAg 阳性,妻子(1.81%)、丈夫(2.05%)无统计学差异($\chi^2=1.67$,$P=0.19$)。见表7.4。

表7.4　参检夫妇乙肝五项检查情况(%)

性　别	人　数	A	B	C	D	E
妻子	10 712	5 353(49.97)	3 467(32.37)	703(6.56)	194(1.81)	177(1.65)
丈夫	10 712	4 889(45.64)	3 701(34.55)	1 016(9.48)	220(2.05)	183(1.71)
合　计	21 424	10 242(47.81)	7 168(33.46)	1 719(8.02)	414(1.93)	360(1.68)

注:A:5 项全阴;B:HBsAb+,其余阴性;C:HBsAg+,其余阴性;D:HBsAg、HBeAg+,其余阴性;E:HBsAg+、HBeAg、HBcAb+,其余阴性。

4.风疹病毒、巨细胞、弓形体。24.86% 妻子风疹病毒 IgG 阴性,渝东北(36.61%)地区高于一圈(21.91%)和渝东南(9.09%)($\chi^2=385.64$,$P<0.000\,1$)。0.40% 妻子巨细胞 IgM 阳性,渝东南(1.31%)地区高于一圈(0.39%)和渝东北(0.13%)($\chi^2=26.05$,$P<0.000\,1$)。0.70% 妻子弓形体 IgM 阳性,一圈(1.04%)地区高于渝东北(0.13%)和渝东南(0.10)地区($\chi^2=30.43$,$P<0.000\,1$)。见表7.5。

表7.5　参检妻子风疹、巨细胞、弓形体检查情况(%)

地　区	人　数	风疹病毒 IgG 阴性	巨细胞 IgM 阳性	弓形体 IgM 阳性
一圈	6 709	1 470(21.91)	26(0.39)	70(1.04)
渝东北	3 013	1 103(36.61)	4(0.13)	4(0.13)
渝东南	990	90(9.09)	13(1.31)	1(0.10)
合　计	10 712	2 663(24.86)	43(0.40)	75(0.70)

5.妇科 B 超。6.39% 妻子妇科 B 超发现异常,主要为盆腔积液和附件炎,渝东北(3.65%)地区异常率低于一圈(7.07%)和渝东南(10.10%)($\chi^2=65.74$,$P<0.000\,1$)。

6.健康评价。3 307(30.87%)对参检夫妇发现对怀孕不利的危险因素,渝东南地区(42.32%)高于一圈(32.46%)和渝东北(23.56%)($\chi^2=144.19$,$P<0.000\,1$)。

2010—2013 年重庆市计划妊娠女性健康状况分析报告

随着社会经济的快速发展和医疗技术服务水平的提高,人口增长进入低生育水平状态,妇女儿童健康水平不断提高,孕产妇死亡率及儿童死亡率逐步降低,提高人口质量尤显重要。我国出生缺陷发生形势严峻,出生缺陷发生数量庞大,出生人口素质令人担忧。孕前优生健康检查是预防出生缺陷的关键环节,是出生缺陷一级预防的重要手段。为降低出生缺陷的发生,提高人口出生素质,2010 年 4 月,经国务院批准,国家免费孕前优生健康检查项目正式启动。开展免费孕前优生健康检查,从源头上提高出生人口素质,变人口压力为人力资源优势,将为经济社会的协调、可持续发展创造良好的人口环境。开展免费孕前优生健康检查工作,把预防措施落实在怀孕之前,实现预防关口前移,有效降低出生缺陷的发生风险,为家庭幸福创造条件。

据重庆市家庭人口系统平台统计报表显示,2013 年全市常住人口 2 970 万人,其中,育龄妇女 7 442 656,已婚育龄妇女 6 442 830 人(占育龄妇女的 86.56%)。2013 年全市人口年龄结构中,育龄人口(15—49 岁)占总人口的 52.03%。其中,15—19 岁人口占 7.15%,20—34 岁人口占 19.95%,35—49 岁人口占 24.93%。每年有约 35 万人进入法定婚龄(满 20 岁),初婚人口 15 万左右,孕产妇约 32.34万。2013 年卫生统计实有活产婴儿 303 712 人,出生率 10.37‰。

重庆市作为国家免费孕前优生健康检查项目的第一期试点省市之一,经过四年多的努力,不仅在全国率先做到了城乡统筹、全市覆盖实行免费孕前优生健康检查,凭借科研实力首创孕前优生健康风险评估 ABCDX 分类法得到国家专家组高度认可,总结实践经验不断探索建立孕前优生健康检查质量控制体系。为了全面掌握全市孕优检查对象的基本情况,及时发现孕前人群存在的主要健康问题和项目工作中存在的不足,此外对 2010—2013 年全市参加免费孕前优生健康检查的计划妊娠女性健康检查的结果分析如下。

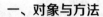

一、对象与方法

（一）研究对象

2010—2013 年全市接受免费孕前优生健康检查的计划妊娠女性 302 689 人。

（二）方法

按照技术服务规范的要求，遵循科学规范、知情自愿和严格保密三原则，对孕前 4—6 个月计划妊娠女性的健康状况等进行综合检查评估。检查项目包括生殖健康教育、病史询问、体检、实验室检查、影像学检查、风险评估、咨询指导、早孕及妊娠结局追踪随访等，并提供风险评估报告，并将结果录入国家孕前优生健康检查项目信息系统数据库。

风险评估将参检对象分为一般人群和风险人群，风险人群按照 ABCDX 分类法进行分类[14,27-28]。A 类——孕前不需要医学干预，通过改变或戒除不良生活方式、规避有害环境因素即可转为一般人群；B 类——目前有有效的医学治疗手段，通过治疗即可转为一般人群；C 类——目前的医疗手段虽然难以治愈，但通过医疗干预可以控制疾病，在密切的医疗监测下可以妊娠；D 类——孕前需作再发风险评估及预测，孕期应做产前诊断；X 类——不宜妊娠。风险评估时，若对象存在以上五类中的两项及以上的情况，按就高不就低的原则，定为风险更高等级，同时要针对较低等级的情况给予相应的咨询、指导、干预。在初诊结果汇总之后，暂无法做出明确的判断，需进一步检查才能确定人群分类的对象归为 U 类。U 类人群最终将归类至风险人群 A，B，C，D，X 类或一般人群中。对一般人群、风险人群中的任何级别风险和 U 类情况，都必须给予相应的咨询、指导、干预。

（三）质量控制

所有从事生殖健康教育、病史询问、体格检查、临床实验室检查、影像学检查、风险评估、咨询指导、早孕及妊娠结局追踪随访、信息资料录入、保管等工作的人员都具备相关资质，并经重庆市孕前优生技术指导中心培训合格上岗。

各检查机构按照国家规范要求进行改建装修，添购检测设备，规范检查流程。从检验前、中、后规范操作程序，开展室内质控评价，接受市临床检验中心和市计划生育技术服务检验质量监测指导中心每年两次的室间质评检查，并同时接受国家每年进行的室间质评检查，确保检测结果的准确性。

市孕前优生技术指导中心、市孕前优生数据分中心组织专家，按计划对完成家庭档案进行质控抽查，内容涵盖家庭档案的录入质量、填写准确性、完整性，纸质档案与电子档案的一致性，风险评估准确性、告知书撰写规范性、完整性等方面，并针对发现的问题及时采取相应措施纠正错误,确保检查过程的规范、结果真实可靠。

(四)统计方法

用 Excel 建立数据库,采用 SAS8.2 软件进行统计分析,主要采用单变量描述统计。

二、结果

(一)基本情况

1.建档情况

全市 2010—2013 年共建立免费孕前优生健康检查档案 316 048 份,建档数位于前列的区县分别是万州区(19 233 份)、九龙坡区(18 619 份)、渝北区(17 637 份)、永川区(15 643 份)和荣昌区(14 172 份)。全市男女双方共同参检的档案 210 462 份,双方参检率 66.6%,男女参检比为 1∶1.36。双方参检率位于前列的区县分别是渝中区(100%)、巴南区(100%)、九龙坡区(96.6%)、石柱县(95.0%)和江北区(93.6%)。双方参检率低于 50% 的区县有铜梁区(35.3%)、彭水县(37.2%)、万州区(47.1%)、开州区(49.5%)、云阳县(45.4%)和酉阳县(46.3%)。见表 7.6。

表 7.6　各区县建档情况

区　县	档案数	双方参检档案数	双方参检率/%
万州区	19 233	9 061	47.1
黔江区	6 003	3 034	50.5
涪陵区	11 780	6 097	51.8
渝中区	4 239	4 239	100.0
大渡口区	2 069	1 671	80.8
江北区	4 229	3 960	93.6
沙坪坝区	8 986	5 845	65.0
九龙坡区	18 619	17 984	96.6
南岸区	8 338	5 634	67.6
北碚区	4 431	3 431	77.4
渝北区	17 637	14 507	82.3
巴南区	5 380	5 380	100.0
长寿区	8 525	4 987	58.5
江津区	9 745	5 963	61.2

续表

区　县	档案数	双方参检档案数	双方参检率/%
合川区	11 371	7 347	64.6
永川区	15 643	11 612	74.2
南川区	6 421	3 562	55.5
綦江区	7 314	4 862	66.5
潼南区	6 265	4 702	75.1
铜梁区	7 629	2 690	35.3
大足区	6 816	5 164	75.8
荣昌区	14 172	12 512	88.3
璧山区	5 551	3 596	64.8
梁平区	8 182	4 824	59.0
城口县	1 836	925	50.4
丰都县	6 460	4 626	71.6
垫江县	6 988	5 664	81.1
武隆区	3 892	2 125	54.6
忠　县	6 404	5 008	78.2
开州区	12 046	5 962	49.5
云阳县	10 948	4 967	45.4
奉节县	9 936	5 601	56.4
巫山县	5 928	2 963	50.0
巫溪县	4 001	3 351	83.8
石柱县	4 601	4 371	95.0
秀山县	6 275	3 992	63.6
酉阳县	9 108	4 221	46.3
彭水县	6 830	2 540	37.2
万盛区	2 217	1 482	66.8
合　计	316 048	210 462	66.6

2. 年龄

参检女性中 25—29 岁年龄组所占比例最大,为 35.52% ;20—24 岁年龄组次之,为 28.54%。见表 7.7。

表 7.7　参检女性年龄分布($N=302\ 689$)

年龄段/岁	人　数	占比/%
<20	398	0.13
20—24	86 392	28.54
25—29	107 509	35.52
30—34	49 112	16.23
35—39	34 521	11.40
≥40	24 757	8.18

3. 文化程度

全市参检女性的文化程度以初中学历为主,占 52.1%。见表 7.8。

表 7.8　参检女性文化程度

文化程度	人　数	占比/%
小学及以下	25 051	8.3
初中	157 576	52.1
高中	60 064	19.8
大学	47 263	15.6
研究生	1 733	0.6
缺失	11 002	3.6
合　计	302 689	100.0

4. 职业

参检对象职业以农民居多,男性与女性分别占 48.5%、57.1%。见表 7.9。

表 7.9　参检女性职业分布

职　业	女　性	
	人　数	占比/%
农民	172 951	57.1
工人	23 175	7.7
服务业	29 648	9.8
经商	9 601	3.2
家务	16 442	5.4
公职人员	23 183	7.7
其他	15 943	5.3
缺失	11 746	3.9
合　计	302 689	100.0

5. 民族

全市参检女性民族以汉族为主,占92.95%。少数民族所占比例较高的区县是黔江区(71.26%)、石柱县(70.57%)、秀山县(63.57%)、酉阳县(85.07%)和彭水县(45.90%)。见表7.10。

表7.10   各区县参检女性民族分布

区 县	汉族/%	少数民族/%	区 县	汉族/%	少数民族/%
万州区	98.02	1.98	大足区	99.24	0.76
黔江区	28.74	71.26	荣昌区	99.19	0.81
涪陵区	99.24	0.76	璧山区	99.28	0.72
渝中区	98.42	1.58	梁平区	99.56	0.44
大渡口区	99.04	0.96	城口县	99.73	0.27
江北区	98.15	1.85	丰都县	99.37	0.63
沙坪坝区	99.65	0.35	垫江县	98.70	1.30
九龙坡区	99.61	0.39	武隆区	97.47	2.53
南岸区	98.76	1.24	忠 县	98.65	1.35
北碚区	99.11	0.89	开州区	99.78	0.22
渝北区	98.88	1.12	云阳县	99.70	0.30
巴南区	99.18	0.82	奉节县	98.93	1.07
长寿区	99.02	0.98	巫山县	99.06	0.94
江津区	98.90	1.10	巫溪县	99.74	0.26
合川区	98.79	1.21	石柱县	29.43	70.57
永川区	99.15	0.85	秀山县	36.43	63.57
南川区	99.67	0.33	酉阳县	14.93	85.07
綦江区	98.04	1.96	彭水县	54.10	45.90
潼南区	99.40	0.60	万盛区	97.47	2.53
铜梁区	98.19	1.81	合 计	92.95	7.05

6. 户口性质

全市参检女性的户口性质以农业户口为主,占77.5%。参检女性中非农业户口所占比例较高的区县是渝中区(93.75%)和江北区(82.84%)。见表7.11。

表 7.11　各区县参检人群户口性质

区　县	非农业/%	农业/%	区　县	非农业/%	农业/%
万州区	10.25	89.75	大足区	27.14	72.86
黔江区	9.54	90.46	荣昌区	11.60	88.40
涪陵区	27.35	72.65	璧山区	29.27	70.73
渝中区	93.75	6.25	梁平区	11.23	88.77
大渡口区	66.01	33.99	城口县	11.49	88.51
江北区	82.84	17.16	丰都县	19.50	80.50
沙坪坝区	47.02	52.98	垫江县	15.08	84.92
九龙坡区	46.38	53.62	武隆区	9.19	90.81
南岸区	51.93	48.07	忠　县	7.93	92.07
北碚区	44.38	55.62	开州区	13.30	86.70
渝北区	30.88	69.12	云阳县	12.81	87.19
巴南区	38.05	61.95	奉节县	4.41	95.59
长寿区	25.17	74.83	巫山县	7.42	92.58
江津区	24.32	75.68	巫溪县	13.93	86.07
合川区	22.18	77.82	石柱县	9.98	90.02
永川区	11.31	88.69	秀山县	9.67	90.33
南川区	9.90	90.10	酉阳县	8.57	91.43
綦江区	16.80	83.20	彭水县	6.66	93.34
潼南区	14.83	85.17	万盛区	26.66	73.34
铜梁区	13.31	86.69	合　计	22.5	77.5

7. 人口流动

参检女性中流动人口占 16.2%,非流动人口占 78.39%。参检女性流动人口比例较高的区县是渝中区(50.0%)、大渡口区(37.8%)、江北区(36.5%)、沙坪坝区(28.8%)、九龙坡区(47.1%)和南岸区(41.3%)。流动人口比例较低的区县是万州区(4.6%)、黔江区(4.4%)、铜梁区(4.9%)、忠县(4.3%)、云阳县(4.6%)和巫溪县(4.7%)。见表 7.12。

表 7.12　参检女性人口流动情况

区　县	人　数	记录数	流动人口		非流动人口	
			人数	占比/%	人数	占比/%
万州区	19 207	11 538	893	4.6	10 645	55.4
黔江区	5 263	4 792	231	4.4	4 561	86.7
涪陵区	11 517	11 517	869	7.5	10 648	92.5
渝中区	4 237	4 237	2 118	50.0	2 119	50.0
大渡口区	1 974	1 974	746	37.8	1 228	62.2
江北区	4 061	3 441	1 483	36.5	1 958	48.2
沙坪坝区	8 380	7 851	2 414	28.8	5 437	64.9
九龙坡区	18 261	18 210	8 598	47.1	9 612	52.6
南岸区	7 354	7 278	3 040	41.3	4 238	57.6
北碚区	4 392	4 294	1 332	30.3	2 962	67.4
渝北区	17 362	12 570	2 194	12.6	10 376	59.8
巴南区	5 380	5 344	1 052	19.6	4 292	79.8
长寿区	8 459	8 451	1 745	20.6	6 706	79.3
江津区	9 740	9 740	1 283	13.2	8 457	86.8
合川区	10 581	10 562	1 553	14.7	9 009	85.1
永川区	15 239	15 132	2 381	15.6	12 751	83.7
南川区	6 305	6 300	416	6.6	5 884	93.3
綦江区	7 314	7 308	1 148	15.7	6 160	84.2
潼南区	6 183	6 180	890	14.4	5 290	85.6
铜梁区	6 407	4 558	312	4.9	4 246	66.3
大足区	6 694	6 694	1 218	18.2	5 476	81.8
荣昌区	13 765	13 755	2 610	19.0	11 145	81.0
璧山区	4 977	4 977	1 081	21.7	3 896	78.3
梁平区	7 963	7 963	1 143	14.4	6 820	85.6
城口县	1 836	1 836	147	8.0	1 689	92.0
丰都县	6 381	6 381	379	5.9	6 002	94.1

续表

区　县	人　数	记录数	流动人口		非流动人口	
			人数	占比/%	人数	占比/%
垫江县	6 789	6 789	1 240	18.3	5 549	81.7
武隆区	3 678	3 678	347	9.4	3 331	90.6
忠　县	6 307	6 307	271	4.3	6 036	95.7
开州区	12 014	12 014	1 514	12.6	10 500	87.4
云阳县	10 018	10 018	462	4.6	9 556	95.4
奉节县	9 933	9 933	806	8.1	9 127	91.9
巫山县	5 718	5 718	455	8.0	5 263	92.0
巫溪县	3 775	3 775	177	4.7	3 598	95.3
石柱县	4 599	4 599	592	12.9	4 007	87.1
秀山县	5 659	5 659	381	6.7	5 278	93.3
酉阳县	7 318	7 318	579	7.9	6 739	92.1
彭水县	5 432	5 432	573	10.5	4 859	89.5
万盛区	2 217	2 216	378	17.1	1 838	82.9
合　计	302 689	286 339	49 051	16.2	237 288	78.39

8. 婚龄

全市参检女性的婚龄以结婚 1 年及以下和结婚 6 年以上为主,分别占 35% 和 29.8%。参检女性婚龄超过半数在一年及以下的区县是九龙坡区(69.7%)、永川区(58.2%)、荣昌区(86.0%)和垫江县(68.9%)。参检女性婚龄超过半数在 6 年以上的区县是涪陵区(63.8%)、南川区(62.4%)、武隆区(55.9%)、忠县(53.9%)和巫山县(52.2%)。见表 7.13。

表 7.13　参检女性婚龄(%)

区　县	≤1 年	1<n≤3 年	3<n≤6 年	>6 年	缺　失
万州区	26.7	13.5	14.1	42.0	3.7
黔江区	10.8	14.3	25.7	36.9	12.3
涪陵区	13.6	11.4	10.9	63.8	0.3
渝中区	28.9	31.7	12.5	4.4	22.5
大渡口区	33.1	26.7	14.1	15.9	10.2
江北区	44.9	9.8	3.7	1.6	39.9
沙坪坝区	27.2	21.1	15.3	17.8	18.7

续表

区　县	≤1 年	1<n≤3 年	3<n≤6 年	>6 年	缺　失
九龙坡区	69.7	6.4	3.4	2.5	17.9
南岸区	41.8	26.0	12.6	13.7	5.8
北碚区	38.7	23.1	15.6	22.3	0.3
渝北区	41.2	22.4	13.3	21.1	2.0
巴南区	20.9	19.1	17.7	40.8	1.4
长寿区	27.9	18.8	16.0	32.7	4.7
江津区	29.5	19.8	21.7	28.5	0.5
合川区	36.4	17.9	16.4	25.0	4.3
永川区	58.2	12.9	9.3	18.6	1.0
南川区	15.0	10.9	10.6	62.4	1.2
綦江区	26.7	13.9	15.6	43.6	0.2
潼南区	47.1	15.8	9.1	26.9	1.1
铜梁区	24.0	12.2	13.8	30.9	19.0
大足区	38.5	20.6	18.3	21.9	0.7
荣昌区	86.0	8.2	3.5	1.6	0.7
璧山区	26.8	13.6	16.3	28.7	14.6
梁平区	39.8	12.3	12.3	31.0	4.5
城口县	17.4	17.5	30.4	34.0	0.7
丰都县	31.1	18.3	21.3	29.1	0.2
垫江县	68.9	8.7	4.3	8.9	9.2
武隆区	9.1	10.7	13.0	55.9	11.3
忠　县	16.9	8.9	9.5	53.9	10.8
开州区	23.3	14.3	17.1	44.9	0.3
云阳县	24.3	18.0	18.7	38.3	0.6
奉节县	21.9	17.3	20.4	39.6	0.7
巫山县	11.8	15.1	20.3	52.2	0.7
巫溪县	24.7	14.0	22.2	34.5	4.6
石柱县	26.8	17.5	22.4	32.8	0.4
秀山县	18.6	13.5	28.1	39.3	0.5
酉阳县	20.4	21.5	23.9	33.4	0.8
彭水县	17.8	21.2	23.6	34.7	2.7
万盛区	25.5	15.2	17.2	41.6	0.5
合　计	35.0	15.5	14.4	29.8	5.3

（二）参检女性检查结果

1. 疾病史

302 689 名参检女性中,既往病史顺位前五的既往疾病分别是贫血(1.33%)、乙肝(0.93%)、甲状腺疾病(0.41%)、结核(0.32%)和高血压(0.14%)。乙肝发生率各年龄组普遍较高,甲状腺疾病的发生率在 25 岁以上的四个年龄组发生率较高,高血压的发生率在 35 岁以上的两个年龄组较高。见表 7.14。

表 7.14　各年龄段参检女性既往疾病发生情况(%)

疾病史	<20 岁	20—24 岁	25—29 岁	30—34 岁	35—39 岁	≥40 岁	全年龄段
贫血	9(2.30)	1 261(1.46)	1 576(1.47)	617(1.26)	356(1.03)	269(1.09)	4 024(1.33)
高血压	0(0)	18(0.02)	40(0.04)	46(0.09)	114(0.33)	216(0.88)	431(0.14)
心脏病	1(0.26)	55(0.06)	93(0.09)	51(0.10)	48(0.14)	65(0.26)	307(0.10)
糖尿病	1(0.26)	9(0.01)	36(0.03)	22(0.04)	35(0.10)	47(0.19)	149(0.05)
癫痫	3(0.77)	91(0.11)	94(0.09)	51(0.10)	27(0.08)	14(0.06)	277(0.09)
甲状腺疾病	1(0.26)	218(0.25)	463(0.43)	254(0.52)	181(0.53)	123(0.50)	1 222(0.41)
慢性肾炎	0(0)	22(0.03)	55(0.05)	46(0.09)	44(0.13)	16(0.06)	182(0.06)
肿瘤	2(0.51)	40(0.05)	100(0.09)	59(0.12)	40(0.12)	43(0.17)	281(0.09)
结核	2(0.51)	179(0.21)	375(0.35)	210(0.43)	132(0.38)	77(0.31)	961(0.32)
乙肝	6(1.53)	769(0.89)	1 217(1.14)	469(0.96)	244(0.71)	147(0.60)	2 804(0.93)
淋病梅毒衣原体	1(0.26)	35(0.04)	63(0.06)	39(0.08)	17(0.05)	5(0.02)	158(0.05)
精神疾患	0(0)	1(0)	6(0)	2(0)	1(0)	0(0)	10(0)
其他	0(0)	57(0.07)	62(0.06)	42(0.09)	53(0.15)	35(0.14)	246(0.08)

参检对象本人患有出生缺陷的 934 例,发生率为 0.31%。其中, 20 岁以下 2 人(0.51%),20—24 岁 355 人(0.41%),25—29 岁 293 人(0.27%),30—34 岁 143 人(0.29%),35—39 岁 90 人(0.26%),40 岁及以上 51 人(0.21%)。既往妇科疾病患病 11 508 例,发生率为 3.82%,无既往妇科病史者 290 004 例,占 96.18%。25 岁以上的四个年龄组既往妇科疾病发生率较高。见表 7.15。

表 7.15　各年龄段参检女性既往妇科疾病情况

年龄/岁	人　数	附件炎		不孕症		其　他	
		人数	占比/%	人数	占比/%	人数	占比/%
<20	398	2	0.51	2	0.51	2	0.51
20—24	86 392	695	0.81	276	0.32	929	1.08
25—29	107 509	1 345	1.26	792	0.74	2 039	1.9
30—34	49 112	2 464	1.77	678	1.39	969	1.98
35—39	34 521	605	1.76	549	1.6	639	1.86
≥40	24 757	467	1.89	336	1.36	408	1.66
合　计	302 689	3 978	1.31	2 633	0.87	4 986	1.65

2. 用药史

参检女性的风疹疫苗接种率为 1.69%，乙肝疫苗的接种率为 13.69%，其他疫苗的接种率为 0.44%。见表 7.16。

表 7.16　各年龄段参检女性既往免疫接种情况

既往接种/岁	人　数	风疹疫苗		乙肝疫苗		其他疫苗	
		人数	占比/%	人数	占比/%	人数	占比/%
<20	398	6	1.51	50	12.56	2	0.50
20—24	86 392	1 636	1.89	12 663	14.66	372	0.43
25—29	107 509	2 078	1.93	18 823	17.51	518	0.48
30—34	49 112	838	1.71	6 419	13.07	219	0.45
35—39	34 521	373	1.08	2 431	7.04	163	0.47
≥40	24 757	179	0.72	104	4.23	71	0.29
合　计	302 689	5 110	1.69	41 434	13.69	1 345	0.44

参检女性中从未使用过避孕措施的为 154 493 例，占 51.04%。使用过避孕措施的排列顺位依次是 IUD（22.44%）、避孕套（20.47%）、自然避孕（3.31%）、口服避孕药（1.56%）、其他（0.37%）、外用药（0.20%）和皮埋（0.10%）。30 岁以上的 3 个年龄组 IUD 的使用率超过 30%，高于较低年龄组；35 岁以下各年龄组避孕套的使用率较高；30 岁以下的三个年龄组避孕套的使用率超过 IUD 的使用率。见表 7.17。

表7.17 各年龄段女性避孕措施使用率(%)

年龄组/岁	人 数	IUD	皮 埋	口服药	避孕套	外用药	自然避孕	其 他
<20	398	24 (6.03)	0 (0)	2 (0.50)	59 (14.82)	0 (0)	11 (2.76)	0 (0)
20—24	86 392	7 589 (8.78)	32 (0.04)	1 196 (1.38)	14 631 (16.94)	95 (0.11)	2 080 (2.41)	220 (0.25)
25—29	107 509	17 727 (16.49)	77 (0.07)	1 805 (1.68)	28 825 (26.81)	223 (0.21)	223 (3.10)	3 338 (0.50)
30—34	49 112	15 409 (31.38)	81 (0.16)	893 (1.82)	11 481 (23.38)	112 (0.23)	1 789 (3.64)	213 (0.43)
35—39	34 521	15 154 (43.90)	68 (0.20)	607 (1.76)	4 701 (13.62)	106 (0.31)	1 352 (3.92)	85 (0.25)
≥40	24 757	12 023 (48.56)	50 (0.20)	205 (0.83)	2 265 (9.15)	58 (0.23)	1 446 (5.84)	53 (0.21)
合 计	302 689	67 926 (22.44)	308 (0.10)	4 708 (1.56)	61 962 (20.47)	594 (0.20)	10 016 (3.31)	1 108 (0.37)

3. 孕育史

参检女性中有妊娠史的 198 949 人,占参检女性的 65.72%。其中妊娠 1 次有人工流产史的 126 369 人,占参检女性的 41.7%。见表7.18。

表7.18 各年龄段参检女性生育情况(1)

年龄组/岁	人 数	怀孕次数						活产次数			
		1 次		2~3 次		≥4 次		1 次		≥2 次	
		人数	占比/%	人数	占比/%	人数	占比/%	人数	占比/%	人数	占比/%
<20	398	148	37.2	35	8.8	2	0.5	131	32.9	1	0.3
20—24	86 392	26 347	30.5	13 930	16.1	833	1.0	24 481	28.3	213	0.2
25—29	107 509	34 719	32.3	29 490	27.4	3 277	3.0	46 445	43.2	766	0.7
30—34	49 112	16 672	34.0	21 058	42.9	3 469	7.1	33 990	69.2	975	2.0
35—39	34 521	11 807	34.2	16 946	49.1	3 513	10.2	29 108	84.3	1 179	3.4
≥40	24 757	8 927	36.1	11 796	47.6	3 058	12.4	22 176	89.6	983	4.0
合 计	302 689	98 620	32.6	93 255	30.8	14 152	4.7	156 331	51.6	4 117	1.4

参检女性中有早产史的 729 例,占 0.2%;有死胎死产史的 2 459 例,占 0.8%;有自然流产的 11 347 例,占 3.8%。见表 7.19。

表 7.19　各年龄段参检女性生育情况(2)

年龄组/岁	人数	早产次数				死胎死产				自然流产			
		1 次		≥2 次		1 次		≥2 次		1 次		≥2 次	
		人数	占比/%	人数	占比/%	人数	占比/%	人数	占比/%	人数	占比/%	人数	占比/%
<20	398	0	0.0	0	0.0	7	1.8	0	0.0	10	2.5	2	0.5
20—24	86 392	146	0.2	8	0.0	531	0.6	30	0.0	2 286	2.6	300	0.3
25—29	107 509	236	0.2	12	0.0	724	0.7	58	0.1	3 488	3.2	647	0.6
30—34	49 112	126	0.3	7	0.0	383	0.8	48	0.1	1 762	3.6	445	0.9
35—39	34 521	119	0.3	13	0.0	321	0.9	46	0.1	1 087	3.1	381	1.1
≥40	24 757	49	0.2	13	0.1	262	1.1	19	0.1	712	2.9	227	0.9
合 计	302 689	676	0.2	53	0.0	2 228	0.7	231	0.1	9 345	3.1	2 002	0.7

参检女性中有 1 746 例分娩过出生缺陷儿,占 0.6%。44.7% 的参检女性有 1 名子女,1.1% 的有 2 名及以上子女。见表 7.20。

表 7.20　各年龄段参检女性生育情况(3)

年龄组/岁	人数	分娩过缺陷儿		现有子女数			
		人数	占比/%	1 人		≥2 人	
				人数	占比/%	人数	占比/%
<20	398	3	0.8	104	26.1	1	0.3
20—24	86 392	280	0.3	20 282	23.5	139	0.2
25—29	107 509	610	0.6	39 957	37.2	660	0.6
30—34	49 112	380	0.8	29 855	60.8	889	1.8
35—39	34 521	272	0.8	24 818	71.9	1 068	3.1
≥40	24 757	201	0.8	20 361	82.2	703	2.8
合 计	302 689	1 746	0.6	135 377	44.7	3 460	1.1

4. 家族史

参检对象中夫妻近亲结婚者,共 129 例,占 0.04%。家族史顺位前五的疾病分别是糖尿病(0.99%)、新生儿或婴幼儿死亡(0.20%)、其他出生缺陷(0.10%)、先天性心脏病(0.08%)和先天性智力低下(0.07%)。见表 7.21。

表 7.21　参检女性家族史发生情况

家族史	人　数	占比/%
地中海贫血	51	0.02
白化病	28	0.01
血友病	47	0.02
G6PD 缺乏症	12	0.004
先天性心脏病	248	0.08
唐氏综合征	26	0.01
糖尿病	2 984	0.99
先天性智力低下	216	0.07
听力障碍	159	0.05
视力障碍	93	0.03
新生儿或婴幼儿死亡	612	0.20
其他出生缺陷	298	0.10

5. 生活习惯

参检女性中,吸烟<10 支/d 和≥10 支/d 分别占 0.50% 和 0.25%;被动吸烟<180 min/d和≥180 min/d 分别占 7.30% 和 0.25%;偶尔和经常饮酒分别占7.12%和 0.09%;放射线、有机溶剂、重金属、农药和宠物等环境毒害物接触率分别为0.32%、0.43%、0.07%、0.08% 和 2.26%。见表 7.22。

表 7.22　参检女性饮食生活习惯和毒害物接触情况

因　素	人　数	占比/%
吸烟		
否	298 770	99.25
<10 支/d	1 517	0.50
≥10 支/d	753	0.25
被动吸烟		
否	247 599	92.45
<180 min/d	19 548	7.30
≥180 min/d	659	0.25
饮酒		
否	279 467	92.79
偶尔	21 443	7.12

续表

因　素	人　数	占比/%
经常	262	0.09
环境毒害物接触		
放射线	970	0.32
有机溶剂	1 288	0.43
重金属	223	0.07
农药	255	0.08
宠物	6 850	2.26

6. 社会心理

参检女性中表示生活压力、同事关系压力、经济压力很大的分别有 236 例、6 例和 1 639 例,发生率各占 0.08%、0%、0.11%。

7. 体格检查

参检女性中,2.4% 体重指数≥28,0.4% 体重指数≤16。30 岁以下的三个年龄组体重指数≤16 的比例超过 5%,30 岁以上的三个年龄组体重指数≥28 的比例超过 2.5%。血压增高者占参检女性的 2.9%,最低的为 20—24 岁年龄组,占 1.6%,最高的为≥40 岁年龄组,占 9.2%。参检女性中淋球菌阳性率为 0.1%,沙眼衣原体阳性率为 0.3%。两项阴道分泌物感染在<20 岁年龄组阳性率最高,分布为 0.3% 和 1.3%。见表 7.23。

表 7.23　参检女性体重指数、血压和阴道分泌物检查结果

年龄/岁	人　数	体重指数						血压				阴道分泌物			
		≤16		16—28		≥28		正常		增高		淋球菌阳性		沙眼衣原体阳性	
		人数	占比/%	人数	占比/%	人数	占比/%	人数	占比/%	人数	占比/%	人数	占比/%	人数	占比/%
<20	398	2	0.5	386	97.0	7	1.8	388	97.5	10	2.5	1	0.3	5	1.3
20—24	86 392	569	0.7	84 433	97.7	1 308	1.5	84 246	97.5	1 354	1.6	110	0.1	238	0.3
25—29	107 509	516	0.5	104 893	97.6	1 999	1.9	104 280	97.0	2 137	2.0	142	0.1	340	0.3
30—34	49 112	99	0.2	47 587	96.9	1 369	2.8	48 460	98.7	1 440	2.9	64	0.1	193	0.4
35—39	34 521	55	0.2	33 207	96.2	1 246	3.6	33 200	96.2	1 744	5.1	41	0.1	129	0.4
≥40	24 757	28	0.1	23 425	94.6	1 285	5.2	22 448	90.7	2 280	9.2	37	0.1	93	0.4
合　计	302 689	1 269	0.4	293 931	97.1	7 214	2.4	289 269	95.6	8 860	2.9	395	0.1	998	0.3

8. 临床检验

Hb<90 g/L 在参检女性中占 0.6%，35 岁以上的两个年龄组所占比例超过了 1.0%。PLT≤50×10⁹/L 在参检女性中占 0.2%，<20 岁年龄组所占比例最高，为 0.5%。空腹血糖>6.1 mmol/L 在参检女性中占 6.5%；<20 岁年龄组所占比例最低，为 5.0%；≥40 岁年龄组所占比例最高，为 8.7%。见表 7.24。

表 7.24　参检女性 Hb、PLT 和空腹血糖检查结果

年龄/岁	人　数	$Hb/(g \cdot L^{-1})$				$PLT/\times10^{-9}/L$				空腹血糖/$(mmol \cdot L^{-1})$			
		<90		≥90		≤50		>50		≤6.1		>6.1	
		人数	占比/%	人数	占比/%	人数	占比/%	人数	占比/%	人数	占比/%	人数	占比/%
<20	398	1	0.3	393	98.7	2	0.5	392	98.5	368	92.5	20	5.0
20—24	86 392	480	0.6	85 651	99.1	137	0.2	85 983	99.5	79 484	92.0	5 782	6.7
25—29	107 509	477	0.4	106 682	99.2	174	0.2	106 977	99.5	100 079	93.1	6 067	5.6
30—34	49 112	293	0.6	48 636	99.0	102	0.2	48 821	99.4	45 536	92.7	3 077	6.3
35—39	34 521	344	1.0	34 087	98.7	116	0.3	34 438	99.7	31 606	91.5	2 642	7.7
≥40	24 757	293	1.2	24 387	98.5	73	0.3	24 690	99.7	22 374	90.4	2 154	8.7
合　计	302 689	1 888	0.6	299 836	99.1	604	0.2	301 942	99.8	279 447	92.3	19 742	6.5

参检女性中 HBsAg、HBeAg、HBsAb、HBeAb 和 HBcAb 的阳性率分别为 6.3%、1.5%、99.7%、7.3% 和 15.5%。其中，<20 岁年龄组 HBsAb 阳性率最低，为 26.6%。见表 7.25。

表 7.25　参检女性乙肝血清学检查结果

年龄/岁	人　数	HBsAg 阳性		HBeAg 阳性		HBsAb 阳性		HBeAb 阳性		HBcAb 阳性	
		人数	占比/%	人数	占比/%	人数	占比/%	人数	占比/%	人数	占比/%
<20	398	18	4.5	8	2.0	106	26.6	23	5.8	51	12.8
20—24	86 392	5 212	6.0	1 829	2.1	30 417	35.2	5 772	6.7	13 202	15.3
25—29	107 509	6 471	6.0	1 669	1.6	45 909	42.7	7 903	7.4	16 951	15.8
30—34	49 112	3 199	6.5	554	1.1	21 251	43.3	3 775	7.7	7 779	15.8
35—39	34 521	2 491	7.2	329	1.0	13 458	39.0	2 664	7.7	5 421	15.7
≥40	24 757	1 668	6.7	169	0.7	24 687	99.7	1 832	7.4	3 428	13.8
合　计	302 689	19 059	6.3	4 558	1.5	301 914	99.7	21 969	7.3	46 832	15.5

参检女性 TSH<正常值下限和>正常值上限的比例分别为 2.9% 和 6.4%；ALT 和 Cr 结果异常的比例分别为 0.5% 和 1.5%。见表 7.26。

表 7.26　参检女性 TSH、ALT 和 Cr 检查结果

年龄/岁	人数	TSH						ALT				Cr			
		<下限		正常		>上限		正常		异常		正常		异常	
		人数	占比/%	人数	占比/%	人数	占比/%	人数	占比/%	人数	占比/%	人数	占比/%	人数	占比/%
<20	398	9	2.3	356	89.4	25	6.3	389	97.7	5	1.3	392	98.5	2	0.5
20—24	86 392	2 765	3.2	74 913	86.7	5 357	6.2	85 224	98.6	419	0.5	85 249	98.7	347	0.4
25—29	107 509	3 237	3.0	96 000	89.3	6 718	6.2	105 972	98.6	597	0.6	103 884	96.6	2 653	2.5
30—34	49 112	1 567	3.2	43 877	89.3	3 228	6.6	48 532	98.8	298	0.6	47 466	96.6	1 354	2.8
35—39	34 521	794	2.3	30 942	89.6	2 502	7.2	34 228	99.2	134	0.4	34 113	98.8	246	0.7
≥40	24 757	448	1.8	22 575	91.2	1 512	6.1	24 515	99.0	104	0.4	24 545	99.1	66	0.3
合　计	302 689	8 820	2.9	268 663	88.8	19 342	6.4	298 860	98.7	1 557	0.5	295 649	97.7	4 668	1.5

注：本文所指的 ALT 异常为≥正常值 3 倍以上，反之视为正常。Cr 异常指比正常值高出 40 μmol/L 以上，反之视为正常。

参检女性中梅毒筛查阳性率为 0.8%，风中病毒 IgG 阳性率为 67.4%，<20 岁年龄组两个率均为最低，分别是 0.3% 和 53%。见表 7.27。

表 7.27　参检女性梅毒筛查和风疹病毒 IgG 检查结果

年龄/岁	人　数	梅毒筛查						风疹病毒 IgG					
		阴性		阳性		可疑		阴性		阳性		可疑	
		人数	占比/%	人数	占比/%	人数	占比/%	人数	占比/%	人数	占比/%	人数	占比/%
<20	398	393	98.7	1	0.3	0	0	169	42.5	211	53	3	0.8
20—24	86 392	85 739	99.2	448	0.5	0	0	31 255	36.2	56 276	65.1	36	0
25—29	107 509	106 613	99.2	664	0.6	0	0	36 046	33.5	71 323	66.3	39	0
30—34	49 112	48 435	98.6	549	1.1	0	0	14 439	29.4	34 112	69.5	21	0
35—39	34 521	34 443	99.8	408	1.2	0	0	9 670	28.0	23 864	69.1	14	0
≥40	24 757	24 685	99.7	278	1.1	0	0	6 252	25.3	18 097	73.1	12	0
合　计	302 689	301 970	99.8	2 348	0.8	0	0	96 512	31.9	203 883	67.4	125	0

参检女性巨细胞和弓形体 IgM 的阳性率分别为 0.4% 和 0.5%。见表 7.28。

表7.28　参检女性巨细胞和弓形体 IgM 检查结果

年龄/岁	人　数	巨细胞 IgM						弓形体 IgM					
		阴性		阳性		可疑		阴性		阳性		可疑	
		人数	占比/%	人数	占比/%	人数	占比/%	人数	占比/%	人数	占比/%	人数	占比/%
<20	398	392	98.5	2	0.5	0	0	393	98.7	1	0.3	0	0
20—24	86 392	85 901	99.4	266	0.3	4	0	85 710	99.2	412	0.5	2	0
25—29	107 509	106 903	99.4	362	0.3	1	0	106 655	99.2	535	0.5	3	0
30—34	49 112	48 784	99.3	201	0.4	1	0	48 691	99.1	267	0.5	1	0
35—39	34 521	34 287	99.3	150	0.4	0	0	34 283	99.3	135	0.4	0	0
≥40	24 757	24 572	99.3	111	0.4	0	0	24 553	99.2	110	0.4	0	0
合计	302 689	300 839	99.4	1 092	0.4	6	0	300 285	99.2	1 460	0.5	6	0

9. 妇科 B 超

参检女性妇科 B 超检查异常为 21 370 人,异常率为 7.1%;≥40 岁年龄组异常率最高,为 13.2%;<20 年龄组异常率最低,为 3.5%。见表 7.29。

表7.29　参检女性妇科 B 超检查结果

年龄/岁	人　数	正　常		异　常		不确定	
		人数	占比/%	人数	占比/%	人数	占比/%
<20	398	366	92.0	14	3.5	12	3.0
20—24	86 392	81 553	94.4	3 724	4.3	763	0.9
25—29	107 509	99 367	92.4	6 570	6.1	1 320	1.2
30—34	49 112	44 059	89.7	4 192	8.5	768	1.6
35—39	34 521	30 351	87.9	3 600	10.4	513	1.5
≥40	24 757	20 889	84.4	3 270	13.2	559	2.3
合　计	302 689	276 585	91.4	21 370	7.1	3 935	1.3

(三)孕前优生健康检查人群分类

女性人群分类

参检女性中一般人群占 52.8%,风险人群占 38.1%,U 类人群占 9.0%。风险人群中 D 类人群所占比例最高,为 21.5%,主要集中在 35 岁以上的两个年龄组。

35 岁以下的各年龄组风险人群以 C 类为主。20—24 岁年龄组一般人群比例在各年龄组中最高(68.2%),风险人群和 U 类人群比例均为最低,分别为 22.0% 和 9.8%。X 类人群在各年龄组均未发现。见表 7.30、表 7.31。

表 7.30　各年龄组参检女性人群分类

年龄/岁	人　数	风险人群						U 类人群	一般人群
		A 类	B 类	C 类	D 类	X 类	小计		
<20	398	3	19	64	19	0	105	59	234
20—24	86 392	673	3 065	13 574	1 715	0	19 027	8 487	58 878
25—29	107 509	1 289	4 024	16 665	2 556	0	24 534	12 634	70 341
30—34	49 112	490	2 282	8 189	1 564	0	12 525	6 247	30 340
35—39	34 521	0	0	0	34 521	0	34 521	0	0
≥40	24 757	0	0	0	24 757	0	24 757	0	0
合　计	302 689	2 455	9 390	38 492	65 132	0	115 469	27 477	159 743

表 7.31　各年龄组参检女性人群分类(%)

年龄/岁	人　数	风险人群						U 类人群	一般人群
		A 类	B 类	C 类	D 类	X 类	小计		
<20	398	0.8	4.8	16.1	4.8	0	26.4	14.8	58.8
20—24	86 392	0.8	3.5	15.7	2.0	0	22.0	9.8	68.2
25—29	107 509	1.2	3.7	15.5	2.4	0	22.8	11.6	65.4
30—34	49 112	1.0	4.6	16.7	3.2	0	25.5	12.6	61.8
35—39	34 521	0.0	0.0	0.0	100.0	0	100.0	0.0	0.0
≥40	24 757	0.0	0.0	0.0	100.0	0	100.0	0.0	0.0
合　计	302 689	0.8	3.1	12.7	21.5	0	38.1	9.0	52.8

女性一般人群比例顺位前五的区县分别是荣昌区 76.2%、九龙坡区 72.7%、潼南区 68.4%、铜梁区 62.6% 和江北区 61.8%。风险人群比例超过 50% 的区县分别是涪陵区 64.2%、巴南区 50.3%、南川区 67.3%、垫江县 57.3%、武隆区 58.8%、忠县 50.7%、巫山县 50.0%、秀山县 50.1% 和万盛区 56.3%。U 类人群比例顺位前五的区县分别是渝中区 31.7%、巫溪县 19.3%、江津区 18.1%、梁平区

16.2%和城口县15.7%。D类人群比例顺位前五的区县分别是涪陵区57.2%、南川区54.6%、武隆区49.5%、忠县43.1%和万盛区41.5%。X类人群在各区县均未发现。见表7.32、表7.33。

表7.32　各区县参检女性人群分类

| 区　县 | 人　数 | 风险人群 | | | | | | U类人群 | 一般人群 |
		A类	B类	C类	D类	X类	小计		
万州区	19 207	24	499	726	5 763	0	7 012	1 037	11 158
黔江区	5 263	51	267	956	870	0	2 144	302	2 817
涪陵区	11 517	26	374	410	6 583	0	7 393	742	3 382
渝中区	4 237	256	222	388	426	0	1 292	1 344	1 601
大渡口区	1 974	34	77	248	259	0	618	245	1 111
江北区	4 061	117	197	398	263	0	975	575	2 511
沙坪坝区	8 380	204	237	747	1 207	0	2 395	1 310	4 675
九龙坡区	18 261	69	321	2 745	994	0	4 129	850	13 282
南岸区	7 354	134	181	1 110	1 125	0	2 550	808	3 996
北碚区	4 392	77	194	392	963	0	1 626	518	2 248
渝北区	17 362	579	503	1 602	4 163	0	6 847	1 937	8 578
巴南区	5 380	33	133	801	1 738	0	2 705	597	2 078
长寿区	8 459	38	367	1 886	1 738	0	4 029	411	4 019
江津区	9 740	87	483	563	1 685	0	2 818	1 761	5 161
合川区	10 581	85	409	949	1 061	0	2 504	1 649	6 428
永川区	15 239	136	309	3 091	2 356	0	5 892	738	8 609
南川区	6 305	9	222	570	3 445	0	4 246	176	1 883
綦江区	7 314	47	219	622	2 655	0	3 543	583	3 188
潼南区	6 183	3	109	440	1 107	0	1 659	294	4 230
铜梁区	6 407	5	193	740	626	0	1 564	833	4 010
大足区	6 694	82	260	1 425	777	0	2 544	493	3 657
荣昌区	13 765	51	245	1 758	512	0	2 566	707	10 492
璧山区	4 977	51	166	827	604	0	1 648	351	2 978
梁平区	7 963	1	175	1 116	1 551	0	2 843	1 291	3 829
城口县	1 836	7	139	339	319	0	804	288	744
丰都县	6 381	22	152	1 777	646	0	2 597	650	3 134
垫江县	6 789	3	231	3 149	509	0	3 892	195	2 702

续表

区 县	人 数	风险人群						U 类人群	一般人群
		A 类	B 类	C 类	D 类	X 类	小计		
武隆区	3 678	2	107	233	1 821	0	2 163	413	1 102
忠 县	6 307	2	171	304	2 719	0	3 196	149	2 962
开州区	12 014	17	357	786	3 849	0	5 009	845	6 160
云阳县	10 018	13	174	795	2 272	0	3 254	746	6 018
奉节县	9 933	0	499	1 256	2 177	0	3 932	574	5 427
巫山县	5 718	53	136	1 046	1 626	0	2 861	476	2 381
巫溪县	3 775	27	95	337	802	0	1 261	730	1 784
石柱县	4 599	2	193	632	834	0	1 661	271	2 667
秀山县	5 659	6	209	1 115	1 507	0	2 837	709	2 113
酉阳县	7 318	40	193	967	1 519	0	2 719	906	3 693
彭水县	5 432	28	306	1 017	1 141	0	2 492	640	2 300
万盛区	2 217	34	66	229	920	0	1 249	333	635
合 计	302 689	2 455	9 390	38 492	66 799	0	115 469	27 477	159 743

表7.33　参检女性孕前优生人群分类比例(%)

区 县	风险人群						U 类人群	一般人群
	A 类	B 类	C 类	D 类	X 类	小计		
万州区	0.1	2.6	3.8	30.0	0.0	36.5	5.4	58.1
黔江区	1.0	5.1	18.2	16.5	0.0	40.7	5.7	53.5
涪陵区	0.2	3.2	3.6	57.2	0.0	64.2	6.4	29.4
渝中区	6.0	5.2	9.2	10.1	0.0	30.5	31.7	37.8
大渡口区	1.7	3.9	12.6	13.1	0.0	31.3	12.4	56.3
江北区	2.9	4.9	9.8	6.5	0.0	24.0	14.2	61.8
沙坪坝区	2.4	2.8	8.9	14.4	0.0	28.6	15.6	55.8
九龙坡区	0.4	1.8	15.0	5.4	0.0	22.6	4.7	72.7
南岸区	1.8	2.5	15.1	15.3	0.0	34.7	11.0	54.3
北碚区	1.8	4.4	8.9	21.9	0.0	37.0	11.8	51.2
渝北区	3.3	2.9	9.2	24.0	0.0	39.4	11.2	49.4
巴南区	0.6	2.5	14.9	32.3	0.0	50.3	11.1	38.6
长寿区	0.4	4.3	22.3	20.5	0.0	47.6	4.9	47.5

续表

区 县	风险人群						U 类人群	一般人群
	A 类	B 类	C 类	D 类	X 类	小计		
江津区	0.9	5.0	5.8	17.3	0.0	28.9	18.1	53.0
合川区	0.8	3.9	9.0	10.0	0.0	23.7	15.6	60.8
永川区	0.9	2.0	20.3	15.5	0.0	38.7	4.8	56.5
南川区	0.1	3.5	9.0	54.6	0.0	67.3	2.8	29.9
綦江区	0.6	3.0	8.5	36.3	0.0	48.4	8.0	43.6
潼南区	0.0	1.8	7.1	17.9	0.0	26.8	4.8	68.4
铜梁区	0.1	3.0	11.5	9.8	0.0	24.4	13.0	62.6
大足区	1.2	3.9	21.3	11.6	0.0	38.0	7.4	54.6
荣昌区	0.4	1.8	12.8	3.7	0.0	18.6	5.1	76.2
璧山区	1.0	3.3	16.6	12.1	0.0	33.1	7.1	59.8
梁平区	0.0	2.2	14.0	19.5	0.0	35.7	16.2	48.1
城口县	0.4	7.6	18.5	17.4	0.0	43.8	15.7	40.5
丰都县	0.3	2.4	27.8	10.1	0.0	40.7	10.2	49.1
垫江县	0.0	3.4	46.4	7.5	0.0	57.3	2.9	39.8
武隆区	0.1	2.9	6.3	49.5	0.0	58.8	11.2	30.0
忠 县	0.0	2.7	4.8	43.1	0.0	50.7	2.4	47.0
开州区	0.1	3.0	6.5	32.0	0.0	41.7	7.0	51.3
云阳县	0.1	1.7	7.9	22.7	0.0	32.5	7.4	60.1
奉节县	0.0	5.0	12.6	21.9	0.0	39.6	5.8	54.6
巫山县	0.9	2.4	18.3	28.4	0.0	50.0	8.3	41.6
巫溪县	0.7	2.5	8.9	21.2	0.0	33.4	19.3	47.3
石柱县	0.0	4.2	13.7	18.1	0.0	36.1	5.9	58.0
秀山县	0.1	3.7	19.7	26.6	0.0	50.1	12.5	37.3
酉阳县	0.5	2.6	13.2	20.8	0.0	37.2	12.4	50.5
彭水县	0.5	5.6	18.7	21.0	0.0	45.9	11.8	42.3
万盛区	1.5	3.0	10.3	41.5	0.0	56.3	15.0	28.6
合 计	0.8	3.1	12.7	21.5	0.0	38.1	9.1	52.8

（四）常见风险因素

1. 参检女性常见风险因素

女性常见风险因素共种，包括 A 类 5 种，B 类 11 种，C 类 12 种，D 类 9 种；X 类在本次分析中未见常见风险因素。参检女性常见风险因素人群分布顺位前五的是女方年龄≥35 周岁（19.5%），促甲状腺素>正常值（6.4%），空腹血糖>6.1 mmol/L（6.2%），血压增高如收缩压≥140 mmHg 和（或）舒张压≥90 mmHg（3.1%），促甲状腺素<正常值（2.9%）。见表 7.34—表 7.40。

参检女性 A 类风险因素主要有吸烟≥10 支/d 或被动吸烟≥180 min/d、经常饮酒（每周≥3 次、每次饮白酒>50 mL）、一年内服用可卡因或毒麻药（吸毒）、压力很大、经常或长期接触放射线和环境化学毒害物 5 种。其中，吸烟≥10 支/d 或被动吸烟≥180 min/d 为 1 412 例，占 0.5%，渝中区、大渡口区、江北区、南岸区、北碚区、巫山县、万盛区等区县比例超过 1.5%。经常饮酒（每周≥3 次、每次饮白酒>50 mL）为 97 例，一年内服用可卡因或毒麻药（吸毒）91 例，压力很大 10 例，均占 0%。经常或长期接触放射线、环境化学毒害物 2 736 例，占 0.9%，顺位前五的区县分别是渝中区 6.5%、渝北区 3.9%、大渡口区 3.0%、北碚区 2.5% 和江北区 2.4%。见表 7.34。

表 7.34　各区县参检女性常见 A 类风险因素

区 县	人 数	吸烟≥10 支/d 或被动吸烟≥ 180 min/d		经常饮酒 （每周≥3 次、 每次饮白酒> 50 mL）		一年内服用 可卡因或毒 麻药（吸毒）		压力很大		经常或长期 接触放射线、 环境化学毒 害物	
		人数	占比/%	人数	占比/%	人数	占比/%	人数	占比/%	人数	占比/%
万州区	19 207	47	0.2	0	0.0	1	0.0	0	0.0	63	0.3
黔江区	5 263	13	0.2	19	0.4	0	0.0	0	0.0	56	1.1
涪陵区	11 517	16	0.1	7	0.1	0	0.0	0	0.0	35	0.3
渝中区	4 237	65	1.5	0	0.0	0	0.0	0	0.0	276	6.5
大渡口区	1 974	30	1.5	0	0.0	0	0.0	0	0.0	60	3.0
江北区	4 061	84	2.1	0	0.0	0	0.0	0	0.0	99	2.4
沙坪坝区	8 380	51	0.6	0	0.0	0	0.0	0	0.0	143	1.7
九龙坡区	18 261	47	0.3	0	0.0	2	0.0	0	0.0	35	0.2
南岸区	7 354	115	1.6	0	0.0	2	0.0	0	0.0	129	1.8
北碚区	4 392	70	1.6	0	0.0	1	0.0	0	0.0	111	2.5
渝北区	17 362	181	1.0	0	0.0	65	0.4	0	0.0	680	3.9

续表

区 县	人 数	吸烟≥10 支/d 或被动吸烟≥180 min/d		经常饮酒（每周≥3 次、每次饮白酒>50 ml）		一年内服用可卡因或毒麻药（吸毒）		压力很大		经常或长期接触放射线、环境化学毒害物	
		人数	占比/%	人数	占比/%	人数	占比/%	人数	占比/%	人数	占比/%
巴南区	5 380	29	0.5	0	0.0	0	0.0	0	0.0	33	0.6
长寿区	8 459	20	0.2	6	0.1	0	0.0	0	0.0	63	0.7
江津区	9 740	46	0.5	15	0.2	0	0.0	0	0.0	119	1.2
合川区	10 581	41	0.4	0	0.0	2	0.0	0	0.0	106	1.0
永川区	15 239	209	1.4	8	0.1	0	0.0	1	0.0	35	0.2
南川区	6 305	3	0.0	1	0.0	0	0.0	0	0.0	17	0.3
綦江区	7 314	33	0.5	6	0.1	0	0.0	0	0.0	81	1.1
潼南区	6 183	2	0.0	3	0.0	0	0.0	0	0.0	2	0.0
铜梁区	6 407	6	0.1	1	0.0	0	0.0	0	0.0	3	0.0
大足区	6 694	34	0.5	12	0.2	0	0.0	3	0.0	92	1.4
荣昌区	13 765	10	0.1	1	0.0	1	0.0	0	0.0	136	1.0
璧山区	4 977	11	0.2	3	0.1	0	0.0	6	0.1	45	0.9
梁平区	7 963	0	0.0	0	0.0	0	0.0	0	0.0	0	0.0
城口县	1 836	9	0.5	0	0.0	0	0.0	0	0.0	8	0.4
丰都县	6 381	17	0.3	5	0.1	0	0.0	0	0.0	19	0.3
垫江县	6 789	5	0.1	3	0.0	0	0.0	0	0.0	28	0.4
武隆区	3 678	9	0.2	0	0.0	0	0.0	0	0.0	14	0.4
忠 县	6 307	1	0.0	0	0.0	2	0.0	0	0.0	1	0.0
开州区	12 014	6	0.0	0	0.0	1	0.0	0	0.0	60	0.5
云阳县	10 018	9	0.1	0	0.0	2	0.0	0	0.0	9	0.1
奉节县	9 933	4	0.0	0	0.0	1	0.0	0	0.0	7	0.1
巫山县	5 718	94	1.6	0	0.0	11	0.2	0	0.0	13	0.2
巫溪县	3 775	17	0.5	0	0.0	0	0.0	0	0.0	31	0.8
石柱县	4 599	0	0.0	0	0.0	0	0.0	0	0.0	1	0.0
秀山县	5 659	8	0.1	0	0.0	0	0.0	0	0.0	7	0.1
酉阳县	7 318	9	0.1	3	0.0	0	0.0	0	0.0	82	1.1
彭水县	5 432	22	0.4	4	0.1	0	0.0	0	0.0	15	0.3
万盛区	2 217	39	1.8	0	0.0	0	0.0	0	0.0	22	1.0
合 计	302 689	1 412	0.5	97	0.0	91	0.0	10	0.0	2 736	0.9

参检女性人群比例顺位前五的 B 类风险因素分别是体重指数≥28(2.4%)、细菌性阴道病(0.7%,不完全统计)、Hb<90 g/L(0.6%)、弓形体 IgM 阳性(0.5%)、巨细胞病毒 IgM 阳性(0.4%)和体重指数≤16(0.4%)。见表7.35、表7.36。

体重指数≤16 和≥28 分别为 1 269 例和 7 214 例,分别占 0.4%和 2.4%。体重指数≤16 人群比例顺位前三的区县分别是北碚区1.4%、江北区1.0%和垫江县0.7%。体重指数≥28 人群比例顺位前五的区县分别是涪陵区 5.9%、万盛区5.1%、巴南区4.3%、南川区4.2%、江津区4.0%和綦江区4.0%。见表7.35。

表 7.35 各区县参检女性常见 B 类风险因素(1)

区 县	人 数	体重指数≤16		体重指数≥28		滴虫阳性		细菌性阴道病		淋球菌阳性		沙眼衣原体阳性	
		人数	占比/%	人数	占比/%	人数	占比/%	人数	占比/%	人数	占比/%	人数	占比/%
万州区	19 207	66	0.3	457	2.4	43	0.2	411	2.1	11	0.1	182	0.9
黔江区	5 263	14	0.3	136	2.6	0	0.0	—	—	4	0.1	143	2.7
涪陵区	11 517	17	0.1	678	5.9	0	0.0	285	2.5	2	0.0	44	0.4
渝中区	4 237	26	0.6	68	1.6	15	0.4	—	—	3	0.1	107	2.5
大渡口区	1 974	4	0.2	61	3.1	12	0.6	—	—	0	0.0	4	0.2
江北区	4 061	39	1.0	55	1.4	11	0.3	129	3.2	1	0.0	28	0.7
沙坪坝区	8 380	40	0.5	197	2.4	24	0.3	1	0.0	3	0.0	27	0.3
九龙坡区	18 261	101	0.6	145	0.8	20	0.1	3	0.0	8	0.0	11	0.1
南岸区	7 354	27	0.4	150	2.0	10	0.1	38	0.5	1	0.0	13	0.2
北碚区	4 392	61	1.4	165	3.8	12	0.3	5	0.1	5	0.1	28	0.6
渝北区	17 362	92	0.5	457	2.6	57	0.3	0	0.0	22	0.1	32	0.2
巴南区	5 380	25	0.5	231	4.3	15	0.3	25	0.5	1	0.0	3	0.1
长寿区	8 459	39	0.5	277	3.3	22	0.3	—	—	1	0.0	5	0.1
江津区	9 740	61	0.6	394	4.0	33	0.3	—	—	8	0.1	16	0.2
合川区	10 581	67	0.6	281	2.7	10	0.1	35	0.3	3	0.0	13	0.1
永川区	15 239	62	0.4	197	1.3	17	0.1	—	—	44	0.3	9	0.1
南川区	6 305	14	0.2	265	4.2	0	0.0	—	—	1	0.0	20	0.3
綦江区	7 314	27	0.4	292	4.0	111	1.5	—	—	4	0.1	1	0.0
潼南区	6 183	8	0.1	85	1.4	0	0.0	—	—	6	0.1	3	0.0
铜梁区	6 407	30	0.5	168	2.6	14	0.2	—	—	2	0.0	24	0.4
大足区	6 694	36	0.5	133	2.0	0	0.0	—	—	11	0.2	1	0.0

续表

区 县	人 数	体重指数 ≤16		体重指数 ≥28		滴虫阳性		细菌性 阴道病		淋球菌 阳性		沙眼衣原 体阳性	
		人数	占比 /%	人数	占比 /%	人数	占比 /%	人数	占比 /%	人数	占比 /%	人数	占比 /%
荣昌区	13 765	68	0.5	157	1.1	38	0.3	—	—	33	0.2	22	0.2
璧山区	4 977	23	0.5	144	2.9	0	0.0	—	—	9	0.2	8	0.2
梁平区	7 963	19	0.2	71	0.9	19	0.2	227	2.9	22	0.3	6	0.1
城口县	1 836	4	0.2	61	3.3	0	0.0	—	—	11	0.6	37	2.0
丰都县	6 381	29	0.5	139	2.2	0	0.0	1	0.0	5	0.1	1	0.0
垫江县	6 789	49	0.7	63	0.9	0	0.0	—	—	0	0.0	2	0.0
武隆区	3 678	3	0.1	93	2.5	114	3.1	36	1.0	15	0.4	28	0.8
忠 县	6 307	11	0.2	168	2.7	43	0.7	—	—	1	0.0	0	0.0
开州区	12 014	42	0.3	253	2.1	39	0.3	232	1.9	29	0.2	23	0.2
云阳县	10 018	29	0.3	111	1.1	35	0.3	3	0.0	0	0.0	2	0.0
奉节县	9 933	21	0.2	142	1.4	0	0.0	475	4.8	0	0.0	38	0.4
巫山县	5 718	17	0.3	101	1.8	113	2.0	20	0.3	6	0.1	49	0.9
巫溪县	3 775	12	0.3	46	1.2	25	0.7	50	1.3	37	1.0	8	0.2
石柱县	4 599	15	0.3	97	2.1	0	0.0	—	—	2	0.0	5	0.1
秀山县	5 659	20	0.4	213	3.8	0	0.0	54	1.0	3	0.1	10	0.2
酉阳县	7 318	24	0.3	166	2.3	0	0.0	11	0.2	0	0.0	0	0.0
彭水县	5 432	17	0.3	184	3.4	0	0.0	118	2.2	82	1.5	41	0.8
万盛区	2 217	10	0.5	113	5.1	39	1.8	6	0.3	0	0.0	3	0.1
合 计	302 689	1 269	0.4	7 214	2.4	894	0.3	2 165	0.7	395	0.1	998	0.3

Hb<90 g/L 1 888 例,占 0.6%,渝中区和巫溪县比例最低(0.1%),忠县比例最高(1.1%)。血小板(PLT)<50×10⁹/L 604 例,占 0.2%,酉阳县比例最高(1.0%),綦江区和万盛区比例最低(0%)。巨细胞病毒 IgM 阳性 1 092 例,占 0.4%,忠县比例最高(1.7%),南岸区、巴南区、綦江区、铜梁区、开州区、酉阳县和云阳县比例最低(0.1%)。弓形体 IgM 阳性 1 460 例,占 0.5%,长寿区比例最高(3.2%),綦江区、丰都县和垫江县比例最低(0%)。盆腔包块 223 例,占 0.1%(不完全统计)。见表 7.36。

表7.36　各区县参检女性常见 B 类风险因素（2）

区 县	人 数	Hb<90 g/L		血小板（PLT）<50×10⁹/L		巨细胞病毒 IgM 阳性		弓形体 IgM 阳性		盆腔包块	
		人数	占比/%	人数	占比/%	人数	占比/%	人数	占比/%	人数	占比/%
万州区	19 207	141	0.7	49	0.3	69	0.4	53	0.3	—	—
黔江区	5 263	22	0.4	17	0.3	59	1.1	46	0.9	—	—
涪陵区	11 517	71	0.6	16	0.1	93	0.8	68	0.6	—	—
渝中区	4 237	6	0.1	18	0.4	44	1.0	14	0.3	27	0.6
大渡口区	1 974	14	0.7	5	0.3	8	0.4	8	0.4	6	0.3
江北区	4 061	9	0.2	3	0.1	11	0.3	6	0.1	9	0.2
沙坪坝区	8 380	26	0.3	6	0.1	13	0.2	18	0.2	1	0.0
九龙坡区	18 261	94	0.5	18	0.1	28	0.2	10	0.1	—	—
南岸区	7 354	59	0.8	14	0.2	9	0.1	10	0.1	—	—
北碚区	4 392	14	0.3	11	0.3	22	0.5	80	1.8	36	0.8
渝北区	17 362	47	0.3	43	0.2	59	0.3	10	0.1	61	0.4
巴南区	5 380	36	0.7	3	0.1	5	0.1	3	0.1	5	0.1
长寿区	8 459	64	0.8	5	0.1	46	0.5	268	3.2	—	—
江津区	9 740	71	0.7	13	0.1	37	0.4	139	1.4	3	0.0
合川区	10 581	62	0.6	13	0.1	32	0.3	35	0.3	10	0.1
永川区	15 239	123	0.8	26	0.2	58	0.4	36	0.2	—	—
南川区	6 305	51	0.8	18	0.3	26	0.4	17	0.3	—	—
綦江区	7 314	45	0.6	2	0.0	6	0.1	3	0.0	5	0.1
潼南区	6 183	57	0.9	5	0.1	2	0.0	11	0.2	0	0.0
铜梁区	6 407	32	0.5	6	0.1	6	0.1	6	0.1	13	0.2
大足区	6 694	46	0.7	5	0.1	27	0.4	168	2.5	—	—
荣昌区	13 765	124	0.9	13	0.1	32	0.2	32	0.2	—	—
璧山区	4 977	22	0.4	5	0.1	7	0.1	7	0.1	5	0.1
梁平区	7 963	43	0.5	14	0.2	17	0.2	10	0.1	13	0.2
城口县	1 836	5	0.3	9	0.5	13	0.7	5	0.3	3	0.2
丰都县	6 381	48	0.8	20	0.3	1	0.0	0	0.0	—	—
垫江县	6 789	62	0.9	5	0.1	2	0.0	3	0.0	—	—
武隆区	3 678	34	0.9	5	0.1	26	0.7	20	0.5	—	—
忠 县	6 307	71	1.1	13	0.2	110	1.7	67	1.1	—	—

续表

区 县	人 数	Hb<90 g/L		血小板(PLT) <50×10^9/L		巨细胞病毒 IgM 阳性		弓形体 IgM 阳性		盆腔包块	
		人数	占比 /%	人数	占比 /%	人数	占比 /%	人数	占比 /%	人数	占比 /%
开州区	12 014	45	0.4	6	0.0	14	0.1	62	0.5	13	0.1
云阳县	10 018	99	1.0	25	0.2	7	0.1	7	0.1	5	0.0
奉节县	9 933	52	0.5	14	0.1	40	0.4	11	0.1	0	0.0
巫山县	5 718	53	0.9	56	1.0	12	0.2	14	0.2	8	0.1
巫溪县	3 775	4	0.1	5	0.1	17	0.5	2	0.1	—	—
石柱县	4 599	13	0.3	4	0.1	23	0.5	144	3.1	—	—
秀山县	5 659	47	0.8	16	0.3	9	0.2	25	0.4	—	—
酉阳县	7 318	38	0.5	83	1.1	9	0.1	8	0.1	—	—
彭水县	5 432	20	0.4	10	0.2	83	1.5	25	0.5	—	—
万盛区	2 217	18	0.8	0	0.0	8	0.4	7	0.3	—	—
合 计	302 689	1 888	0.6	604	0.2	1 092	0.4	1 460	0.5	223	0.1

参检女性人群比例顺位前五的 C 类风险因素分别是促甲状腺素>正常值（6.4%）、血糖高：空腹>6.1 mmol/L（6.2%）、血压增高：收缩压≥140 mmHg 和（或）舒张压≥90 mmHg（3.1%）、促甲状腺素<正常值（2.9%）和 HBsAg 及 HBeAg 同为阳性（1.4%）。见表 7.37、表 7.38。

现患心脏病、癫痫、肿瘤、结核、精神心理疾患 1 986 例，占 0.7%。铜梁区、大足区、黔江区人群比例位于前列，分别为 5.7%、5.4% 和 3.5%。江北区、九龙坡区、秀山县、酉阳县人群比例最低，均为 0%。女方长期用药物 759 例，占 0.3%。璧山区人群比例最高，为 1.2%，黔江区、涪陵区、九龙坡区、南川区、潼南区、大足区、梁平区、丰都县、垫江县、石柱县、秀山县、酉阳县和彭水县人群比例最低，均为 0%。葡萄胎和异位妊娠的人群比例分别为 0% 和 0.2%（部分区县统计）。早产 729 例，占 0.2%，人群比例最高的 3 个区县是大渡口区（0.8%）、万盛区（0.8%）和渝北区（0.7%）。血压增高：收缩压≥140 mmHg 和（或）舒张压≥90 mmHg 9 305 例，占 3.1%。人群比例顺位前五的区县分别是渝中区 10.7%、涪陵区 8.3%、綦江区 6.8%、巴南区 6.7% 和江津区 6.0%。南岸区、石柱县和奉节县参检女性中血压增高比例较低，分别为 0.3%、0.3% 和 0.1%。见表 7.37。

表 7.37　各区县参检女性常见 C 类风险因素（1）

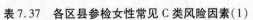

区县	人数	现患心脏病、癫痫、肿瘤、结核、精神心理疾患 人数	占比/%	女方长期用药物 人数	占比/%	葡萄胎 人数	占比/%	异位妊娠 人数	占比/%	早产 人数	占比/%	血压增高：收缩压≥140 mmHg 和(或)舒张压≥90 mmHg 人数	占比/%
万州区	19 207	42	0.2	23	0.1	—	—	151	0.8	33	0.2	943	4.9
黔江区	5 263	186	3.5	0	0.0	—	—	—	—	27	0.5	231	4.4
涪陵区	11 517	31	0.3	0	0.0	—	—	—	—	26	0.2	951	8.3
渝中区	4 237	61	1.4	34	0.8	1	0.0	19	0.4	9	0.2	455	10.7
大渡口区	1 974	9	0.5	8	0.4	—	—	10	0.5	15	0.8	57	2.9
江北区	4 061	0	0.0	17	0.4	1	0.0	15	0.4	8	0.2	55	1.4
沙坪坝区	8 380	38	0.5	40	0.5	2	0.0	38	0.5	11	0.1	94	1.1
九龙坡区	18 261	6	0.0	8	0.0	—	—	—	—	13	0.1	500	2.7
南岸区	7 354	43	0.6	47	0.6	—	—	—	—	14	0.2	20	0.3
北碚区	4 392	33	0.8	33	0.8	—	0.0	27	0.6	19	0.4	96	2.2
渝北区	17 362	100	0.6	52	0.3	2	0.0	59	0.3	119	0.7	512	2.9
巴南区	5 380	16	0.3	15	0.3	—	—	58	1.1	27	0.5	363	6.7
长寿区	8 459	65	0.8	67	0.8	4	0.0	5	0.1	17	0.2	443	5.2
江津区	9 740	155	1.6	69	0.7	—	—	12	0.1	49	0.5	585	6.0
合川区	10 581	12	0.1	11	0.1	—	—	—	—	25	0.2	116	1.1
永川区	15 239	53	0.3	51	0.3	1	0.0	28	0.2	20	0.1	206	1.4
南川区	6 305	121	1.9	0	0.0	—	—	—	—	11	0.2	268	4.3
綦江区	7 314	48	0.7	37	0.5	2	0.0	40	0.5	18	0.2	494	6.8
潼南区	6 183	16	0.3	2	0.0	—	—	—	—	3	0.0	59	1.0
铜梁区	6 407	364	5.7	16	0.2	1	0.0	—	—	18	0.3	37	0.6
大足区	6 694	364	5.4	—	—	—	—	—	—	25	0.4	148	2.2
荣昌区	13 765	32	0.2	28	0.2	1	0.0	9	0.1	11	0.1	367	2.7
璧山区	4 977	22	0.4	61	1.2	—	—	20	0.4	13	0.3	150	3.0
梁平区	7 963	5	0.1	0	0.0	—	—	12	0.2	3	0.0	82	1.0
城口县	1 836	4	0.2	3	0.2	—	—	—	—	7	0.4	43	2.3
丰都县	6 381	19	0.3	0	0.0	—	—	—	—	1	0.0	227	3.6
垫江县	6 789	12	0.2	0	0.0	—	—	—	—	3	0.0	35	0.5

续表

区县	人数	现患心脏病、癫痫、肿瘤、结核、精神心理疾患		女方长期用药物		葡萄胎		异位妊娠		早产		血压增高：收缩压≥140 mmHg和（或）舒张压≥90 mmHg	
		人数	占比/%	人数	占比/%	人数	占比/%	人数	占比/%	人数	占比/%	人数	占比/%
武隆区	3 678	8	0.2	18	0.5	—	—	—	—	5	0.1	21	0.6
忠　县	6 307	4	0.1	4	0.1	—	—	—	—	8	0.1	160	2.5
开州区	12 014	15	0.1	46	0.4	—	—	—	—	13	0.1	322	2.7
云阳县	10 018	26	0.3	21	0.2	—	—	10	0.1	15	0.2	406	4.1
奉节县	9 933	15	0.2	13	0.1	—	—	—	—	23	0.2	28	0.3
巫山县	5 718	13	0.2	13	0.2	—	—	—	—	27	0.5	139	2.4
巫溪县	3 775	2	0.1	3	0.1	—	—	—	—	37	1.0		
石柱县	4 599	3	0.1	0	0.0	—	—	—	—	3	0.1	5	0.1
秀山县	5 659	0	0.0	0	0.0	—	—	—	—	21	0.4	182	3.2
酉阳县	7 318	2	0.0	0	0.0	—	—	—	—	24	0.3	72	1.0
彭水县	5 432	12	0.2	0	0.0	—	—	—	—	25	0.5	283	5.2
万盛区	2 217	29	1.3	19	0.9	1	0.0	—	—	17	0.8	113	5.1
合　计	302 689	1 986	0.7	759	0.3	18	0.0	513	0.2	729	0.2	9 305	3.1

空腹血糖>6.1 mmol/L 18 880例,6.2%。人群比例顺位前五的区县分别是垫江县48.4%、梁平区18.4%、巫山县12.8%、大足区10.8%和丰都县10.2%。人群比例最低的区县是荣昌区0.9%。HBsAg 及 HBeAg 同为阳性4 185例,占1.4%。人群比例最高的区县为永川区和荣昌区,均为2.3%,最低的区县为涪陵区、大渡口区和南川区,均为0.7%。谷丙转氨酶≥正常值3倍1 557例,占0.5%。大足区人群比例最高1.1%,綦江区比例最低为0%。肌酐比正常值高出40 umol/L 以上442例,占0.1%。城口县和丰都县人群比例最高,均为0.8%。促甲状腺素<正常值8 820例,占2.9%。丰都县人群比例最高为50.3%;云阳县最低为0.2%。促甲状腺素>正常值19 342例,占6.4%。黔江区、城口县和奉节县人群比例位列前三,分别为23.7%、24.0%、27.2%。见表7.38。

表7.38 各区县参检女性常见C类风险因素(2)

区县	人数	空腹血糖>6.1 mmol/L		HBsAg及HBeAg同为阳性		谷丙转氨酶≥正常值3倍		肌酐比正常值高出40 μmol/L以上		促甲状腺素<正常值		促甲状腺素>正常值	
		人数	占比/%	人数	占比/%	人数	占比/%	人数	占比/%	人数	占比/%	人数	占比/%
万州区	19 207	688	3.6	185	1.0	67	0.3	10	0.1	250	1.3	757	3.9
黔江区	5 263	158	3.0	45	0.9	8	0.2	3	0.1	135	2.6	1 248	23.7
涪陵区	11 517	648	5.6	77	0.7	46	0.4	2	0.0	154	1.3	388	3.4
渝中区	4 237	51	1.2	37	0.9	171	4.0	4	0.1	59	1.4	213	5.0
大渡口区	1 974	30	1.5	14	0.7	6	0.3	3	0.2	105	5.3	43	2.2
江北区	4 061	95	2.3	44	1.1	18	0.4	2	0.0	61	1.5	179	4.4
沙坪坝区	8 380	155	1.8	113	1.3	51	0.6	5	0.1	91	1.1	435	5.2
九龙坡区	18 261	1 341	7.3	207	1.1	73	0.4	62	0.3	517	2.8	735	4.0
南岸区	7 354	626	8.5	94	1.3	42	0.6	5	0.1	199	2.7	241	3.3
北碚区	4 392	57	1.3	54	1.2	22	0.5	9	0.2	53	1.2	247	5.6
渝北区	17 362	1 089	6.3	253	1.5	67	0.4	5	0.0	494	2.8	599	3.5
巴南区	5 380	396	7.4	63	1.2	16	0.3	4	0.1	92	1.7	253	4.7
长寿区	8 459	234	2.8	140	1.7	38	0.6	6	0.1	190	2.2	271	3.2
江津区	9 740	744	7.6	196	2.0	19	0.2	6	0.1	80	0.8	385	4.0
合川区	10 581	342	3.2	136	1.3	70	0.7	61	0.6	173	1.6	1 003	9.5
永川区	15 239	864	5.7	354	2.3	59	0.4	21	0.1	455	3.0	1 168	7.7
南川区	6 305	621	9.8	46	0.7	56	0.9	4	0.1	118	1.9	671	10.6
綦江区	7 314	179	2.4	115	1.6	1	0.0	2	0.0	88	1.2	301	4.1
潼南区	6 183	166	2.7	84	1.4	6	0.1	1	0.0	80	1.3	351	5.7
铜梁区	6 407	246	3.8	118	1.8	50	0.8	3	0.0	59	0.9	214	3.3
大足区	6 694	724	10.8	115	1.7	76	1.1	2	0.0	139	2.1	526	7.9
荣昌区	13 765	121	0.9	321	2.3	94	0.7	83	0.6	426	3.1	963	7.0
璧山区	4 977	207	4.2	52	1.0	34	0.7	8	0.2	79	1.6	398	8.0
梁平区	7 963	1 467	18.4	139	1.7	50	0.6	5	0.1	201	2.5	961	12.1
城口县	1 836	148	8.1	19	1.0	5	0.3	15	0.8	43	2.3	440	24.0
丰都县	6 381	651	10.2	74	1.2	21	0.3	50	0.8	3 207	50.3	49	0.8
垫江县	6 789	3 285	48.4	126	1.9	17	0.3	6	0.1	144	2.1	87	1.3
武隆区	3 678	119	3.2	50	1.4	13	0.4	3	0.1	59	1.6	287	7.8

续表

区县	人数	空腹血糖>6.1 mmol/L		HBsAg及HBeAg同为阳性		谷丙转氨酶≥正常值3倍		肌酐比正常值高出40 μmol/L以上		促甲状腺素<正常值		促甲状腺素>正常值	
		人数	占比/%	人数	占比/%	人数	占比/%	人数	占比/%	人数	占比/%	人数	占比/%
忠 县	6 307	267	4.2	49	0.8	37	0.6	5	0.1	36	0.6	197	3.1
开州区	12 014	161	1.3	183	1.5	18	0.1	9	0.1	113	0.9	349	2.9
云阳县	10 018	541	5.4	122	1.2	45	0.4	12	0.1	23	0.2	42	0.4
奉节县	9 933	420	4.2	120	1.2	39	0.4	2	0.0	244	2.5	2 698	27.2
巫山县	5 718	733	12.8	96	1.7	55	1.0	3	0.1	62	1.1	781	13.7
巫溪县	3 775	71	1.9	60	1.6	15	0.4	3	0.1	55	1.5	99	2.6
石柱县	4 599	189	4.1	46	1.0	22	0.5	2	0.0	84	1.8	372	8.1
秀山县	5 659	216	3.8	53	0.9	34	0.6	3	0.1	141	2.5	225	4.0
酉阳县	7 318	221	3.0	99	1.4	74	1.0	3	0.1	172	2.4	617	8.4
彭水县	5 432	440	8.1	61	1.1	16	0.3	3	0.1	95	1.7	471	8.7
万盛区	2 217	169	7.6	25	1.1	6	0.3	3	0.1	44	2.0	78	3.5
合 计	302 689	18 880	6.2	4 185	1.4	1 557	0.5	442	0.1	8 820	2.9	19 342	6.4

参检女性 D 类风险因素人群比例顺位排列分别是女方年龄≥35 周岁(19.5%)、死胎死产(0.8%)、自然流产≥2 次(0.7%)、生育过出生缺陷儿(0.6%)、对象本人患有出生缺陷和家族成员中有出生缺陷患者(均为 0.3%)、不明原因的新生儿死亡(0.1%,不完全统计)夫妻双方近亲结婚(0%)和子宫畸形(0%,不完全统计)。见表 7.39、表 7.40。

对象本人患有出生缺陷 934 例,占 0.3%;人群比例最高的为大足区(0.8%),最低的为忠县和潼南区均为(0%)。死胎死产 2 459 例,占 0.8%;人群比例最高的为万盛区(2.3%),最低的为丰都县(0.2%)。女方年龄≥35 周岁 59 131 例,占 19.5%;人群比例超过 50% 的区县有涪陵区(55.3%)和南川区(53.3%),最低的区县为荣昌区 2.9%。自然流产≥2 次 2 002 例,占 0.7%;人群比例最高的为巫山县(1.7%),最低的为垫江县(0.1%)。见表 7.39。

表 7.39 各区县参检女性常见 D 类风险因素(1)

区 县	人 数	对象本人患有出生缺陷		死胎死产		女方年龄≥35 周岁		自然流产≥2 次	
		人数	占比/%	人数	占比/%	人数	占比/%	人数	占比/%
万州区	19 207	22	0.1	143	0.7	5 673	29.5	63	0.3
黔江区	5 263	20	0.4	77	1.5	539	10.2	61	1.2
涪陵区	11 517	31	0.3	86	0.7	6 368	55.3	65	0.6
渝中区	4 237	28	0.7	51	1.2	244	5.8	62	1.5
大渡口区	1 974	11	0.6	14	0.7	207	10.5	19	1.0
江北区	4 061	14	0.3	26	0.6	194	4.8	23	0.6
沙坪坝区	8 380	32	0.4	76	0.9	1 032	12.3	54	0.6
九龙坡区	18 261	10	0.1	46	0.3	883	4.8	29	0.2
南岸区	7 354	13	0.2	60	0.8	985	13.4	66	0.9
北碚区	4 392	27	0.6	89	2.0	789	18.0	53	1.2
渝北区	17 362	86	0.5	312	1.8	3 580	20.6	197	1.1
巴南区	5 380	3	0.1	38	0.7	1 492	27.7	35	0.7
长寿区	8 459	33	0.4	77	0.9	1 556	18.4	43	0.5
江津区	9 740	63	0.6	132	1.4	1 401	14.4	87	0.9
合川区	10 581	47	0.4	61	0.6	941	8.9	60	0.6
永川区	15 239	56	0.4	98	0.6	2 098	13.8	79	0.5
南川区	6 305	36	0.6	52	0.8	3 359	53.3	48	0.8
綦江区	7 314	45	0.6	70	1.0	2 447	33.5	65	0.9
潼南区	6 183	3	0.0	19	0.3	1 031	16.7	24	0.4
铜梁区	6 407	27	0.4	32	0.5	501	7.8	24	0.4
大足区	6 694	52	0.8	95	1.4	474	7.1	70	1.0
荣昌区	13 765	13	0.1	42	0.3	399	2.9	33	0.2
璧山区	4 977	19	0.4	13	0.3	514	10.3	33	0.7
梁平区	7 963	19	0.2	36	0.5	1 494	18.8	24	0.3
城口县	1 836	3	0.2	20	1.1	259	14.1	23	1.3
丰都县	6 381	5	0.1	15	0.2	557	8.7	13	0.2
垫江县	6 789	19	0.3	19	0.3	420	6.2	8	0.1
武隆区	3 678	15	0.4	39	1.1	1 755	47.7	28	0.8
忠 县	6 307	3	0.0	23	0.4	2 690	42.7	11	0.2
开州区	12 014	50	0.4	98	0.8	3 598	29.9	80	0.7
云阳县	10 018	9	0.1	40	0.4	2 197	21.9	38	0.4

续表

区　县	人　数	对象本人患有出生缺陷		死胎死产		女方年龄≥35周岁		自然流产≥2次	
		人数	占比/%	人数	占比/%	人数	占比/%	人数	占比/%
奉节县	9 933	25	0.3	48	0.5	2 098	21.1	81	0.8
巫山县	5 718	4	0.1	55	1.0	1 512	26.4	97	1.7
巫溪县	3 775	2	0.1	28	0.7	724	19.2	31	0.8
石柱县	4 599	20	0.4	37	0.8	747	16.2	24	0.5
秀山县	5 659	13	0.2	62	1.1	1 351	23.9	51	0.9
酉阳县	7 318	31	0.4	107	1.5	1 298	17.7	89	1.2
彭水县	5 432	14	0.3	72	1.3	897	16.5	88	1.6
万盛区	2 217	11	0.5	51	2.3	827	37.3	23	1.0
合　计	302 689	934	0.3	2 459	0.8	59 131	19.5	2 002	0.7

生育过出生缺陷儿1 746例,占0.6%;人群比例最高的区县是大足区(1.9%),最低的为忠县(0%)。不明原因的新生儿死亡279例,占0.1%(不完全统计)。夫妻双方近亲结婚129例,人群比例为0%;城口县人群比例最高,为0.6%。家族成员中有出生缺陷患者958例,占0.3%;人群比例南川区最高,为3.0%。子宫畸形143例,占0%(不完全统计)。见表7.40。

表7.40　各区县参检女性常见 D 类风险因素(2)

区　县	人　数	生育过出生缺陷儿		不明原因的新生儿死亡		夫妻双方近亲结婚		家族成员中有出生缺陷患者		子宫畸形	
		人数	占比/%	人数	占比/%	人数	占比/%	人数	占比/%	人数	占比/%
万州区	19 207	57	0.3	3	0.0	4	0.0	35	0.2	2	0.0
黔江区	5 263	43	0.8	20	0.4	9	0.2	8	0.2	—	—
涪陵区	11 517	50	0.4	—	—	1	0.0	0	0.0	—	—
渝中区	4 237	40	0.9	—	—	2	0.0	18	0.4	15	0.4
大渡口区	1 974	22	1.1	—	—	1	0.1	4	0.2	2	0.1
江北区	4 061	17	0.4	2	0.0	2	0.0	2	0.0	1	0.0
沙坪坝区	8 380	49	0.6	—	—	1	0.0	10	0.1	7	0.1
九龙坡区	18 261	34	0.2	—	—	2	0.0	14	0.1	—	—
南岸区	7 354	42	0.6	—	—	0	0.0	9	0.1	9	0.1

续表

区 县	人 数	生育过出生缺陷儿		不明原因的新生儿死亡		夫妻双方近亲结婚		家族成员中有出生缺陷患者		子宫畸形	
		人数	占比/%	人数	占比/%	人数	占比/%	人数	占比/%	人数	占比/%
北碚区	4 392	78	1.8	—		1	0.0	5	0.1	33	0.8
渝北区	17 362	153	0.9	4	0.0	4	0.0	161	0.9	10	0.1
巴南区	5 380	41	0.8	—		0	0.0	2	0.0	—	
长寿区	8 459	121	1.4	4	0.0	1	0.0	5	0.1	4	0.0
江津区	9 740	142	1.5	5	0.1	2	0.0	70	0.7	1	0.0
合川区	10 581	91	0.9	—	—	4	0.0	7	0.1	—	
永川区	15 239	72	0.5	3	0.0	1	0.0	94	0.6	17	0.1
南川区	6 305	20	0.3	4	0.1	1	0.0	188	3.0		
綦江区	7 314	56	0.8	—		7	0.1	16	0.2	2	0.0
潼南区	6 183	4	0.1	1	0.0	0	0.0	21	0.3	1	0.0
铜梁区	6 407	63	1.0	—		0	0.0	17	0.3		
大足区	6 694	126	1.9	—		2	0.0	52	0.8		
荣昌区	13 765	50	0.4	1	0.0	0	0.0	11	0.1		
璧山区	4 977	22	0.4	1	0.0	2	0.0	11	0.2	12	0.2
梁平区	7 963	20	0.3	—		1	0.0	5	0.1	1	0.0
城口县	1 836	16	0.9			11	0.6	3	0.2	6	0.3
丰都县	6 381	7	0.1	—		0	0.0	1	0.0		
垫江县	6 789	19	0.3			0	0.0	8	0.1		
武隆区	3 678	18	0.5	—		2	0.1	46	1.3	1	0.0
忠 县	6 307	2	0.0	—		0	0.0	2	0.0	—	
开州区	12 014	75	0.6	24	0.2	13	0.1	52	0.4	6	0.0
云阳县	10 018	9	0.1			8	0.1	2	0.0		
奉节县	9 933	60	0.6			2	0.0	2	0.0	2	0.0
巫山县	5 718	19	0.3			11	0.2	2	0.0	7	0.1
巫溪县	3 775	22	0.6	16	0.4	8	0.2	10	0.3	1	0.0
石柱县	4 599	5	0.1	33	0.7	1	0.0	17	0.4		
秀山县	5 659	21	0.4	104	1.8	5	0.1	4	0.1		
酉阳县	7 318	15	0.2	54	0.7	17	0.2	14	0.2	—	
彭水县	5 432	22	0.4			5	0.1	14	0.3		
万盛区	2 217	23	1.0	—		0	0.0	16	0.7	1	0.0
合 计	302 689	1 746	0.6	279	0.1	129	0.0	958	0.3	143	0.0

2. U 类因素

女性 U 类因素主要包含 6 项,分别是乳房包块、宫颈糜烂、宫颈息肉、MCV<80 fL、仅 HBsAg 为阳性和梅毒血清学筛查阳性。参检女性 U 类因素人群比例顺位排列分别是宫颈糜烂(6.7%,不完全统计)、仅 HBsAg 为阳性(5.1%,不完全统计)、MCV<80 fL(2.1%,不完全统计)、梅毒血清学筛查阳性(0.8%)、宫颈息肉(0.1%,不完全统计)和乳房包块(0%,不完全统计)。见表 7.41。

表 7.41　各区县参检女性常见 U 类因素

区　县	人　数	乳房包块		宫颈糜烂		宫颈息肉		MCV<80 fL		仅 HBsAg为阳性		梅毒血清学筛查阳性	
		人数	占比/%	人数	占比/%	人数	占比/%	人数	占比/%	人数	占比/%	人数	占比/%
万州区	19 207	0	0.0	576	3.0	31	0.2	470	2.4	1 036	5.4	22	0.1
黔江区	5 263	—	—	201	3.8	—	—	—	—	83	1.6	70	1.3
涪陵区	11 517	—	—	742	6.4	—	—	—	—	681		74	0.6
渝中区	4 237	52	1.2	1 725	40.7	1	0.0	—	—	155	3.7	10	0.2
大渡口区	1 974	—	—	272	13.8	7	0.4	23	1.2	77	3.9	26	1.3
江北区	4 061	2	0.0	613	15.1	5	0.1	91	2.2	164	4.0	11	0.3
沙坪坝区	8 380	9	0.1	1 405	16.8	22	0.3	193	2.3	429	5.1	29	0.3
九龙坡区	18 261	—	—	102	0.6	6	0.0	160	0.9	774	4.2	82	0.4
南岸区	7 354	—	—	890	12.1	42		130	1.8	316	4.3	23	0.3
北碚区	4 392	2	0.0	392	8.9	18	0.4	140	3.2	256	5.8	33	0.8
渝北区	17 362	2	0.0	1 830	10.5	89	0.5	590	3.4	969	5.6	151	0.9
巴南区	5 380	—	—	756	14.1	24	0.4	217	4.0	283	5.3	144	2.7
长寿区	8 459											144	1.7
江津区	9 740	—	—	1 176	12.1	53	0.5	56	0.6	508	5.2	130	1.3
合川区	10 581	—	—	690	6.5	35	0.3	337	3.2	632	6.0	96	0.9
永川区	15 239	—	—	403	2.6	15	0.1	—	—	1 310	8.6	46	0.3
南川区	6 305	—	—	191	3.0					313	5.0	18	0.3
綦江区	7 314											106	1.4
潼南区	6 183	—	—	8	0.1			161	2.6	412	6.7	11	0.2
铜梁区	6 407	2	0.0	499	7.8	14	0.2	242	3.8	428	6.7	7	0.1
大足区	6 694							271	4.0	518	7.7	32	0.5

续表

区 县	人 数	乳房包块		宫颈糜烂		宫颈息肉		MCV<80 fL		仅 HBsAg 为阳性		梅毒血清学 筛查阳性	
		人数	占比 /%	人数	占比 /%	人数	占比 /%	人数	占比 /%	人数	占比 /%	人数	占比 /%
荣昌区	13 765	—	—	—	—	—	—	—	—	—	—	72	0.5
璧山区	4 977	5	0.1	328	6.6	12	0.2	219	4.4	292	5.9	86	1.7
梁平区	7 963	—	—	898	11.3	1	0.0	1 275	16.0	528	6.6	60	0.8
城口县	1 836	12	0.7	459	25.0	11	0.6	—	—	131	7.1	12	0.7
丰都县	6 381	—	—	1 725	27.0	—	—	—	—	401	6.3	52	0.8
垫江县	6 789	—	—	—	—	—	—	—	—	440	6.5	20	0.3
武隆区	3 678	—	—	—	—	—	—	—	—	—	—	94	2.6
忠 县	6 307	—	—	8	0.1	4	0.1	—	—	308	4.9	68	1.1
开州区	12 014	10	0.1	1 030	8.6	—	—	371	3.1	963	8.0	34	0.3
云阳县	10 018	4	0.0	530	5.3	—	—	451	4.5	607	6.1	2	0.0
奉节县	9 933	—	—	288	2.9	—	—	339	3.4	535	5.4	71	0.7
巫山县	5 718	—	—	409	7.2	15	0.3	268	4.7	411	7.2	175	3.1
巫溪县	3 775	—	—	887	23.5	—	—	389	10.3	190	5.0	66	1.7
石柱县	4 599	—	—	—	—	—	—	—	—	235	5.1	64	1.4
秀山县	5 659	—	—	19	0.3	—	—	—	—	287	5.1	47	0.8
酉阳县	7 318	—	—	219	3.0	—	—	—	—	388	5.3	1	0.0
彭水县	5 432	—	—	391	7.2	—	—	—	—	144	2.7	114	2.1
万盛区	2 217	3	0.1	533	24.0	44	2.0	101	4.6	102	4.6	56	2.5
合 计	302 689	103	0.0	20 195	6.7	449	0.1	6 494	2.1	15 306	5.1	2 359	0.8

三、讨论

（一）参检女性的结构构成

参检女性 80.29% 年龄在 20—34 岁，可见大多数参检女性正处于最佳生育年龄。参检女性户籍农业、非农业比为 2.97∶1，农村计划妊娠女性相对于城镇居民更多地参与了免费孕前检查。分析显示，主城各区有 28.8% ~50.0% 的参检女性为流动人口，可见我市流动人口免费孕前检查的可获得性和可及性较好。

(二)参检女性有计划妊娠比例不高

从病史统计来看,65%的参检女性结婚 1 年以上,51.04%的参检女性从未使用过避孕措施,可见有相对比例的参检女性未采取避孕措施,尚未做到有计划地生育。从采取的避孕方法来看,IUD 位居第一,避孕套第二,自然避孕法第三。自然避孕法避孕效果较差,失败率达 20%[29];而适合暂不怀孕育龄人群使用且避孕效果好的口服避孕药的使用率仅为 1.56%。

(三)疾病史与实验室检查结果存在差异

孕前优生健康检查的疾病史采集结果包括了既往患病情况和现患情况,结果提示检查对象疾病的总体发生率不高,但相关实验室检查的异常结果远高于疾病史采集结果。例如,女性疾病史中乙肝患病率为 0.93%,本次检查仅大三阳就达到了 1.4%;甲状腺疾病患病率为 0.41%,本次检查 TSH 异常率为 9.3%;高血压在疾病史中的患病率为 0.14%,本次检查中血压增高的女性占 3.1%;女性糖尿病的既往发生率为 0.05%,实验室检查结果异常率却是 6.2%。出现这种结果的可能原因:一是敏感指标的异常与临床表现不同步,如血清 TSH 浓度的变化是反映甲状腺功能最敏感的指标[3],在其发生异常的早期甲状腺功能尚处于代偿期,血清 T_3、T_4 水平正常,为亚临床甲状腺功能异常阶段,没有明显的临床表现,经健康体检才能发现;二是检查结果与对象的感受存在差异,虽然检查结果异常,但对象自己并没有感到身体不适,所以会自认为没病;三是这一结果在一定程度折射出部分参检对象的健康体检意识不强,对健康的认识可能还停留在"没病就是健康"的层面。检查结果暴露出参检对象对自己的身体状态和健康情况没有全面的了解,对自身健康情况的知晓较差,甚至存在一定的误解,参加孕前检查确诊目前的身体状况是否适宜妊娠很有必要。

(四)风险人群的比例较高

参检女性孕前优生风险率为 38.1%。特别是女方年龄≥35 周岁在参检女性中占 19.5%,成为第一风险因素。近年来,越来越多的女性倾向于 30 岁或 35 岁以后才生宝宝。35 岁以上的女性为高风险年龄的对象,这部分人群生育染色体疾病患儿的风险增加,遗传咨询和产前诊断等措施可降低一定的风险,但无法从根本上预防。重点加强女性生育年龄对优生重要性的宣传,引导育龄女性在最佳生育年龄生育,更好地避免高龄妊娠和生产带来的风险。

近年来甲状腺功能异常对妊娠结局和后代神经发育的影响已引起内分泌、围生医学的高度重视,文中参检女性中促甲状腺素>正常值(6.4%),是重要的女性风险因素。TSH 增高提示甲状腺功能减退(甲减,包括临床甲减和亚临床甲减),

特别是亚临床甲减由于没有明显的临床表现,容易被忽视,从而对妊娠结局和后代发育将产生不良影响。据文献报道,妊娠期间临床甲减与亚临床甲减的发病率较非孕妇女明显增加,且亚临床甲减较临床甲减的更高[30,31]。妊娠合并亚临床甲减发生流产、早产、胎儿生长受限(FGR)、妊娠高血压疾病、妊娠期糖尿病、贫血及胎盘早剥等妊娠不良结局及产科并发症风险增加[32],并可能给后代的智力、身体发育造成不良影响[31]。为减少出生缺陷发生和保障妊娠期母胎安全,对计划怀孕的女性孕前进行甲状腺功能检查是必要的,对检查结果异常的对象应积极地给予必要的干预指导。

妊娠合并糖尿病是妊娠期最常见的内科合并症之一,其发生率逐年升高。它包括妊娠前患有糖尿病者(称之为糖尿病合并妊娠)和妊娠期糖尿病(GDM),后者占妊娠合并糖尿病的80%~90%。据报道,我国目前的GDM发生率为1.31%~3.75%。参检女性空腹血糖>6.1 mmol/L(6.2%)在人群中所占比例较高,应指导对象进一步的检查确诊和治疗,规避潜在的风险。妊娠前患糖尿病者妊娠期诊断比较容易,主要应加强孕前指导、血糖控制接近正常后再妊娠,以减少胎儿畸形、自然流产和胎儿死亡的发生。通过加强产前咨询,指导患者自行监测血糖,维持妊娠期血糖在正常范围,能明显减少母儿严重并发症,降低妊娠高血压综合征(妊高征)、酮症酸中毒、感染及早产(部分为医源性早产)、新生儿低血糖和呼吸窘迫综合征的发生,进一步降低围产儿死亡率[33]。

女性HBsAg及HBeAg同为阳性的比例为1.4%,虽然不是顺位前五的风险因素但在人群中的比例也不可小视。卫生部2008年的数据统计显示,每年大约有170万HBsAg阳性孕妇分娩,因母婴阻断失败而感染HBV的新生儿数为17万~34万,这部分人群成为新的乙肝传染源和乙肝防治的死角[34]。本文研究计划妊娠人群的HBsAg和抗-HBs阳性率,探索将乙肝的母(父)婴阻断提前到计划妊娠时期,采取有效措施提高计划妊娠人群的乙肝疫苗接种,降低HBsAg阳性父母的HBV DNA载量,从源头上阻断乙肝的母(父)婴传播。建议卫生行政主管部门应强化计划妊娠夫妻乙型肝炎疫苗接种,尤其是计划妊娠妇女[35]。

(五)U类人群和U类因素不容忽视

统计结果显示,U类人群所占比例不容忽视。U类因素尚不构成风险因素,是因为孕前检查的部分项目为初筛项目而非确诊检查。但为排除小概率风险,须重视对U类人群的咨询指导,明确告知需进一步确诊和随访监测的内容(主动监测),在服务流程中设计服务机构的主动回访(被动监测),在接受检查的有效时限内厘清原因或消除疑似,可最大限度地降低或消除导致出生缺陷等不良妊娠结局的风险因素。

四、建议

(一)加大优生优育和孕前健康检查宣传,提高群众主动参检意识

目前,育龄群众对孕前检查的重视度不够,大多数人自以为身体健康无需检查,或者害怕检查出问题,也担心隐私和婚姻生活会受到影响等,故参加孕前健康的主动性不强。据以往宣传效果不佳的原因分析,进行宏观宣传能够让群众知道优生优育的重要性,但对于提高其主动参检孕前健康检查的意义并不大。因此,在以往的基础上,应该着力于基层宣传,通过社区进行有组织地宣传,贴近基层。除传统的电视、广播等媒体进行宣传外,根据当前网络信息发展趋势,可增加进行网络宣传,开辟专门论坛并定期举办活动;另外,可通过文艺演出、知识讲座、培训班等方式对群众进行宣传。在宣传的同时增加卫生知识的普及,通过面对面交流和咨询,让人们从意识上愿意健康,关心自身和后代的健康。在此过程中,强化孕前健康教育的重要性,通过健康教育,让人们能够主动去医院进行孕前优生健康检查,只有检查率提高了,优生工作才有可能得以提升。随着免费孕前优生健康检查在人群中知晓率和在计划怀孕人群中的普及率逐年提高,以孕前检查为基础和起点,有助于全市出生缺陷一、二、三级防治体系形成。

(二)实施计划怀孕人群的分类指导

孕前优生健康检查的最终目的是降低或消除导致出生缺陷等不良妊娠结局的风险因素,其中健康检查是手段,咨询指导是关键。根据孕前优生健康检查的结果,可将检查人群分为一般人群(现有检查暂未发现存在优生风险)、A类(孕前不需要临床医学干预,通过改变或戒除不良生活方式、规避有害环境因素即可转为一般人群)、B类(目前有有效的临床医学手段,通过治疗即可转为一般人群)、C类(目前的临床医学手段虽然难以治愈,但通过医疗干预可以控制病情,在密切的医学监测下可以妊娠)、D类(孕前需做再发风险评估及预测,孕期应做产前诊断)和X类(不宜生育)人群。根据各类人群的特点分类管理,有针对性地指导和提供不同的干预措施,突出各类人群在孕前、孕期(早、中、晚)、新生儿期和儿童期等不同时期的干预重点。同时,重视U类人群和U类因素的咨询指导,既不夸大危害性也不忽视潜在的风险,科学引导对象进一步的检查确诊,并根据确诊结果重新评估孕前优生风险[14]。

充分利用婚检和孕前优生健康检查的服务网络,建立和健全优生保健咨询服务机构,加强各级机构优生咨询和指导的服务能力,形成健康教育与健康促进、孕

前筛查、一般人群优生咨询和指导、高危人群个性化咨询和重点人群管理、强化跟踪随访的干预模式。将出生缺陷监测和系统预防相结合,将优生咨询指导由一次性服务拓展为孕前、孕期、产后分层、全程、多次服务,将群体一般性指导细化为个体、个性化的服务。探索建立保险制度,对出生缺陷筛查中现有条件下无法避免的误诊和漏诊,予以保险补偿,减少优生咨询中不必要的医疗纠纷,确实保障医患双方的利益。

(三)加强避孕节育指导,倡导计划怀孕,提高有计划的妊娠率

随着计划生育、生殖保健工作的开展,避孕节育方法的有效性和安全性得到了明显的提高,但是流行病学研究表明非意愿妊娠在全球范围仍持续发生。加强对育龄人群知情选择合理、安全、有效的避孕方法咨询指导,同时强调避孕方法的正确使用是保证避孕效果的关键,从而提育龄人群的高避孕方法使用率和避孕有效率,减少非意愿妊娠,提高有计划的妊娠率,进而促进优生优育。

(四)进一步加强项目工作,发挥更大辐射作用

在本次数据整理分析过程中,发现个别电子档案中存在漏项、逻辑错误等情况。在今后的工作中,还需继续加强各个工作环节的质量控制和管理,严格按照国家规范的项目要求进行检查、记录和录入。个别项目的记录不完整规范,如B超检查结果的记录,从而造成统计分析的困难,建议统一格式化记录,做到原始记录和信息录入一致。

免费孕前优生健康检查数据库在本次的数据分析工作中发挥了巨大作用,既提供了真实可靠的数据信息,又通过互联网形成了我市以人群为基础的出生缺陷等不良妊娠结局监测体系。该系统通过实时动态监测与定期分析等手段,必将成为制订人口安全措施、实施健康干预和健康管理的重要依据。同时,在现有孕前优生数据平台上拓展和研发个体的查询、数据汇总管理、远程咨询指导等功能,可起到优化资源的作用,最大程度上节约人力财力。依靠孕优数据库可增加监测哨点、前移监测入口、扩大监测平台、延长监测时段、拓展监测应用,使我市的出生缺陷监测工作迈上新台阶。

因妊娠结局部分与孕前优生风险关联还在分析中,此结果应该对预警预测及更有针对性、普遍性干预有更多指导意义。加强孕前、孕中、产后数据监测共享分析,对减少不良妊娠、高危孕产妇也会有重要的指导意义。

附录　孕前优生健康检查项目相关研究论文

想要了解更多关于孕前优生健康检查项目管理研究与实践的内容,可查阅下列相关研究论文:

[1] 重庆市孕前优生健康检查项目数据监测与数据管理开发
[2] 重庆市孕前优生健康检查项目评估数据分析报告
[3] 重庆市孕前优生健康检查项目数据监测报告
[4] 重庆市孕前优生健康检查项目环节质量数据监测指标的效果分析
[5] 重庆市孕前优生健康检查项目监测结果聚类分析
[6] 重庆市孕前优生健康检查项目质量调查报告
[7] 重庆市孕前优生健康检查项目质量控制报告
[8] 重庆市孕前优生健康检查项目档案质量抽查报告
[9] 重庆市免费孕前优生健康检查项目质量控制实践
[10] 重庆市免费孕前优生健康检查项目县乡共同服务模式探讨
[11] 免费孕前优生健康检查风险评估分类法的探索应用
[12] 省级孕前优生健康检查项目培训效果评价
[13] 重庆市孕前优生健康检查省级技术支撑的实践及效果评价
[14] 2010—2012 年重庆市计划妊娠夫妇健康现状及影响因素分析
[15] 2010—2013 年重庆市孕前优生健康检查项目数据分析报告
[16] 重庆地区计划妊娠妇女弓形虫感染现况调查
[17] 重庆市计划妊娠夫妇高血压危险因素聚集对高血压患病的影响
[18] 重庆地区妊娠妇女 TORCH 感染的调查研究
[19] 重庆市计划生妊娠夫妇体重指数分布特征调查
[20] 重庆市计划妊娠妇女高血压与正常高值血压流行情况及危险因素分析
[21] 2013 年重庆地区计划妊娠妇女促甲状腺激素水平检测和分析
[22] 2013 年重庆市计划妊娠夫妇乙型肝炎血清流行病学调查
[23] 重庆市计划妊娠妇女超重和肥胖流行现状及危险因素调查

参考文献

YUNQIAN YOUSHENG XIANGMU GUANLI YANJIU YU SHIJIAN

[1] 江帆. 优生促进工程工作手册[M]. 北京:中国人口出版社,2009.

[2] 欧阳钦. 临床诊断学[M]. 2版. 北京:人民卫生出版社,2010.

[3] 陆再英,钟南山. 内科学[M]. 7版. 北京:人民卫生出版社,2012.

[4] 丰有吉,沈铿. 妇产科学[M]. 2版. 北京:人民卫生出版社,2011.

[5] 范宏伟. 临床医学概要[M]. 北京:人民卫生出版社,2010.

[6] 刘寿永,高丹枫. 临床医师医学正常值手册[M]. 北京:学苑出版社,1993.

[7] 康熙雄. 实验诊断学[M]. 北京:人民卫生出版社,2009.

[8] 李竹. 出生缺陷预防[M]. 北京:化学工业出版社,2007.

[9] 国家人口计生委科技司. 孕前优生——优生咨询指南[M]. 北京:中国人口出版社,2009.

[10] 孕前优生国家数据中心. 国家免费孕前优生健康检查项目管理与决策信息系统使用手册(V2.1)[Z]. 国家人口和计划生育委员会科技司,2013年1月编.

[11] 孕前优生国家数据中心. 国家免费孕前优生健康检查项目省级数据分中心建设技术管理规范[Z]. 2013年7月编.

[12] 孕前优生国家数据中心. 国家免费孕前优生健康检查项目信息系统使用管理规范[Z]. 2013年7月编.

[13] Avedis Donabedian. 医疗质量评估与监测[M]. 李岩,编译. 北京:北京大学医学出版社,北京大学出版社,2007.

[14] 李红,何杨. 孕前优生健康检查风险评估指导手册[M]. 重庆:重庆大学出版社,2013.

[15] 黄燕,吴平. SAS统计分析及应用[M]. 北京:机械工业出版社,2006.

[16] 胡良平. 实用统计分析教程[M]. 北京:军事医学出版社,2001.

[17] 国家人口和计划生育委员会. 国家人口计生委关于印发国家免费孕前优生健康检查项目试点工作技术服务规范(试行)的通知[Z]. 国人口发〔2010〕31号.

［18］安彩霞.探讨计卫联手提高孕前优生健康检查率［J］.中国医学工程,2013,21
　　（8）：185.

［19］张世琨.成功探索　利国利民［J］.人口与计划生育,2011（9）：22-23.

［20］国家人口计生委科技司.孕前优生健康教育指南［M］.北京：中国人口出版
　　社,2010.

［21］李佩珍,杨侯乃,李跃珍,等.山西省吕梁地区出生缺陷流行特征及影响因素
　　的调查分析［J］.中国计划生育学杂志,2003,11（2）：90-94.

［22］Torfs CP and Christianson RE. Socioeconomic Effect on the Risk of Having a Rec-
　　ognized Pregnancy With Down Syndrome［J］. Birth Defects Research（Part A）,
　　2003, 67（7）：522-528.

［23］杜凤娥.妇女肥胖对妊娠结局的影响［J］.中国药物与临床,2010,10（2）：
　　227-228.

［24］Lutgens SP, Nelissen EC, van Loo IH, et al. To do or not todo：IVF and ICSI in
　　chronic hepatits B virus carriers［J］. Hum Reprod,2009,24（11）：2676-7.

［25］叶然.温州地区孕妇梅毒检测结果分析［J］.中国妇幼保健,2011,26（14）：
　　2145-2146.

［26］Muller WJ, Jones CA, Koelle DM. Immunobiology of herpes simplex virus and
　　cytomegalovirus infections of the fetus and newborn［J］. Curr Immunol Rev,
　　2010,6（1）：38-55.

［27］国家人口计生委科技司.孕前优生健康检查风险评估指导手册（试用）［M］.
　　北京：中国人口出版社,2013.

［28］全国妇幼健康研究会.孕前优生健康检查风险评估指导手册（2014版）［M］.
　　北京：人民卫生出版社,2014.

［29］乐杰,谢幸,丰有吉.妇产科学［M］.6版.北京：人民卫生出版社,2004.

［30］卢永霞,李启富,舒小雨,等.不同孕期及年龄妇女甲状腺功能的分析［J］.上
　　海交通大学学报（医学版）,2014,34（2）：197-200.

［31］魏新亭,哈迎春,顾洁.妊娠期亚临床甲状腺功能减低与妊娠结局分析［J］.宁
　　夏医学杂志,2014,36（1）：62-64.

［32］刘小莲,邱文,梁秋波,等.妊娠早中期妇女亚临床甲状腺功能异常对后代甲
　　状腺功能和智力及身体发育的影响［J］. Chinesn General Practice,2012,15
　　（5C）：1698-1700.

[33] 杨慧霞,董悦.加强对妊娠合并糖尿病的临床研究[J].中华妇产科杂志,2003,38(3):129-131.

[34] 邹怀宾,陈煜,张华段,等.乙型肝炎病毒母婴传播及其阻断研究的现状与存在问题[J].中华肝脏病杂志,2010,7(18):556-558.

[35] 刘俊,陈庆,李杰,等.2013年重庆市计划怀孕夫妇乙型肝炎血清流行病学调查[J].中华临床感染病学杂志,2014,6(7):505-510.